Begutachtung von Schmerz

Mit freundlicher Empfehlung von

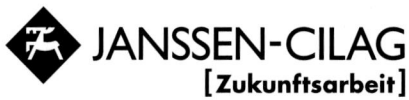

BEGUTACHTUNG VON SCHMERZ

Diskussionsbeiträge zur Schmerzbegutachtung

Herausgegeben von
Dr. med. Bernhard Kügelgen
Dr. med. Lothar Hanisch

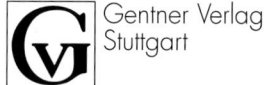

Gentner Verlag
Stuttgart

Konzeption
Anlass für die Herausgabe des Werks ist die Jahresversammlung 2000 in Kassel des *Initiativkreises Medizinische Begutachtung,* die unter wesentlicher Mitwirkung der Ad-hoc-Kommission „Begutachtung von Schmerz" der *Deutschen Gesellschaft zum Studium des Schmerzes (DGSS)* veranstaltet wurde. Die Referate dieser Tagung wurden konzeptionell für die vorliegende Buchausgabe überarbeitet.

Copyright-Material
Den Autoren des Werks wird an dieser Stelle für die Überlassung von Texten, Grafiken und Methodikdarstellungen herzlich gedankt.

Die Deutsche Bibliothek - CIP-Einheitsaufnahme

Begutachtung von Schmerz : Diskussionsbeiträge zur Schmerzbegutachtung / hrsg. von Bernhard Kügelgen ; Lothar Hanisch. - Stuttgart : Gentner, 2001
  ISBN 3-87247-587-8

ISBN 3-87247-587-8
© 1. Auflage, Gentner Verlag, Stuttgart 2001
Herstellung: Druckerei Marquart GmbH, Aulendorf
Printed in Germany
Alle Rechte vorbehalten

Inhaltsverzeichnis

Vorwort 7

Grundsätzliches zur Begutachtung von Schmerz
Bernhard Kügelgen 9

Vom „sechsten Sinn" zur somatoformen Schmerzstörung (F 45.4)
Schmerzerleben und Schmerzbehandlung in der Geschichte
Klaus Dieter Thomann 19

Pathophysiologie von Schmerz und Nozizeption
Walter Magerl 51

Kann man Schmerz wirklich nicht messen?
Dieter Gottschalg 63

Psychisch bedingter Schmerz – Somatoforme Störungen
Procedere und Bewertung bei Gutachten
Bernd Sonntag 69

Begutachtung in Anbetracht des ICIDH
Johann Breckner 77

Neuropathischer Schmerz
Lothar Hanisch 87

Der chronische Rückenschmerz und seine Begutachtung
Rüdiger Reck 93

Gelungene und nicht gelingende Schmerzbewältigung
– Bewertung in der Begutachtung von Schmerz
Christian Naujokat, Bernhard Kügelgen 107

Systematik von Schmerz
Bernhard Kügelgen 115

Aufklärungspflicht bei Opioidtherapie,
oder: Über den Wert der Lehrmeinung an sich
Matthias Mindach 121

Was ist ein Schmerz-Gutachten?
Therapieempfehlungen, Verfügbarkeit von Therapieeinrichtungen,
Behandlungsfehler als Folgeschaden
Norbert Erlinghagen 133

Autorenverzeichnis 145

Stichwortregister 147

Vorwort

Am 6. November 1999 beschloß die Mitgliederversammlung des Initiativkreises Medizinische Begutachtung (IMB) in Sankt Augustin, die nächste Jahresversammlung am 4.11.2000 ausschließlich dem Thema „Begutachtung von Schmerz" zu widmen. Dieser Initiativkreis ist eine Vereinigung, die es sich zur Aufgabe gemacht hat, Probleme der Begutachtung zu diskutieren, seine Mitglieder sind in erster Linie ganz überwiegend oder ausschließlich gutachterlich tätige Unfallchirurgen und Orthopäden.

Gleichzeitig beschloß das Präsidium der Deutschen Gesellschaft zum Studium des Schmerzes (DGSS), eine Ad hoc-Kommission „Begutachtung von Schmerz" einzusetzen. Die Mitglieder dieses 7-köpfigen Gremiums haben überwiegend diese Jahrestagung bestritten, hinzu gekommen sind noch Beiträge über die Geschichte von Schmerz, über Schmerzphysiologie, den chronischen Rückenschmerz, das Abhängigkeitsrisiko bei Opiodtherapie und die Sicht der Kostenträger.

Ziel des Buches ist weder eine umfassende Abhandlung des Themas noch Handreichungen für die Praxis in Form der beliebten Tabellen, das Buch soll vielmehr anregen zur Diskussion und zur kritischen Reflexion über den eigenen Standpunkt. Die Begutachtung von Schmerz ist anerkanntermaßen besonders schwierig. Gründliches Nachdenken über unsere Beurteilungsmaßstäbe bei der Schmerzbegutachtung führt unweigerlich zur Kritik und zur Diskussion über Konventionen und Grundüberzeugungen, ohne die die Begutachtung nicht auskommt, die aber ein brüchigeres Fundament haben als viele meinen. Schmerz könnte geradezu modellhaft daran erinnern, daß etwas, das wir hier stark verkürzend „Motivation" nennen, womit aber auch Sinngebung, soziale Einbettung, persönliche Anerkennung und anderes mehr gemeint ist, Leistungsbereitschaft und Leistungsvermögen von Menschen häufig stärker beeinflußt als Krankheiten und Behinderungen.

Zu danken haben wir den Autoren, die sich große Mühe gegeben haben, die Vorgaben der Herausgeber zu erfüllen. Dank gilt der Firma JANSSEN-CILAG GmbH, Neuss, als Sponsor, die ein Thema fördert, das nicht produktbezogen ist, aber für alle Ärzte, die sich mit dem Thema „Schmerz" beschäftigen, sehr wichtig sein kann und das vor allem wegen seines nationalen Bezugs nicht durch Zugriff auf internationale Datenbanken zu lösen ist. Besonderer Dank gilt Herrn Keuchen vom Gentner Verlag, der das Buch zu seiner eigenen Sache gemacht hat und maßgeblich zur Lösung der Probleme beigetragen hat, die der Realisierung des Projektes entgegen standen.

Abschließend sei noch ganz besonders dem Präsidenten der DGSS, Herrn Professor Lehmann, und seiner unermüdlichen Sekretärin, Frau Latza, für ihre Hilfe und Unterstützung gedankt.

Bernhard Kügelgen
Lothar Hanisch
Koblenz und Hamburg, im Sommer 2001

Grundsätzliches zur Begutachtung von Schmerz
Bernhard Kügelgen

Zusammenfassung
Scheinbar schmerzspezifische Fragen führen zu einer allgemeinen kritischen Beleuchtung von Begutachtung. Ärztliche Begutachtung ist nicht geregelt wie sonstige ärztliche Tätigkeit, die Gefahr einer Qualitätsminderung in für viele Ärzte wirtschaftlich schwieriger Zeit ist absehbar. Gutachter selbst sollten sich freiwillig zu qualitätssichernden Maßnahmen bereit erklären.

Daß Schmerz nicht messbar ist und daß Schmerz keine Diagnose ist, trifft zu. Aber auch vieles andere ist in diesem Sinne nicht messbar, ist auch zumindest nicht so zuverlässig, wie wir es im Alltag einschätzen. Das gilt ganz besonders für die apparative Diagnostik. Dagegen erfahren Anamnese und klinischer Befund in der ärztlichen Begutachtung eine unangemessene Geringschätzung. Es gibt keine eigene Gutachtenmedizin. An den Primärbeweis werden besondere Anforderungen hinsichtlich der Wahrscheinlichkeit gestellt, aber nicht hinsichtlich des diagnostischen Prozesses.

Sozialmedizinisch relevant sind nicht die Diagnosen, sondern Krankheitsfolgen (ICIDH). Das gilt auch, aber natürlich nicht nur für den Schmerz.

Ausgangslage
Während Diagnostik und Therapie in der ärztlichen Tätigkeit für wichtig gehalten wird, ist die Einschätzung der Begutachtung mindestens ambivalent. In der Weiterbildung ist die Einführung der Assistenten in die Begutachtung häufig ein lästiger Pflichtteil, in vielen renommierten Kliniken wird die Begutachtung nicht gerade den besten Mitarbeitern anvertraut, auf wissenschaftlichen Kongressen und in Tagungsbänden nimmt die Begutachtung nicht nur in der Reihenfolge regelmäßig den letzten Platz ein. Ärztliche Begutachtung ist nicht geregelt. Ärzte können Begutachtung nicht systematisch an definierten und überprüften Weiterbildungsstätten außer im Rahmen der Facharztweiterbildung lernen, es gibt keine Zertifikate, die Auswahlkriterien der Auftraggeber sind willkürlich.

Auf der anderen Seite wird der Zugang für Ärzte zu klinischer Tätigkeit schwieriger, sowohl eine Tätigkeit im stationären Bereich – sei es in einem Krankenhaus, sei es in einer Rehaklinik – sowie die Tätigkeit im ambulanten Bereich – meist als Freiberufler – ist durch die Entwicklung im Gesundheitswesen erheblich erschwert worden. Im niedergelassenen Bereich ist mindestens die vertragsärztliche Tätigkeit durch eine mittlerweile fast flächendeckende Zulassungsbegrenzung für fast alle Fachgebiete nicht mehr möglich. Eine Tätigkeit in einem Krankenhaus oder in einer Rehabilitationsklinik ist ebenfalls zunehmend schwierig, da Betten reduziert werden müssen, jedoch kaum expandiert wird. So erscheint die Gutachtertätigkeit als eine attraktive Alternative mit wirtschaftlich relativ günstiger Perspektive ohne große Auflagen und Kontrollen, die zudem nicht durch EBM und Punktwertverfall und Budgets reglementiert wird. Daß hier sich zumindest die Möglichkeit auftut, daß Qualität und Unabhängigkeit nicht immer das unterstellte Ausmaß haben, läßt sich bereits jetzt täglich erfahren. Insofern besteht Handlungsbedarf. Der kann am besten ausgefüllt werden, wenn Gutachter selbst Voraussetzungen schaffen, daß sowohl die Auftraggeber wie die Begutachteten sich darauf verlassen können, daß ärztliche Gutachten so gut wie möglich und so unabhängig wie möglich erstellt werden. Dieses Ziel lässt sich nicht durch Besitzstandswahrung und Diffamierung erreichen, wohl aber durch fachübergreifende Übereinkünfte, auf die sich Gutachter freiwillig verpflichten. Dies ist eines der Ziele der Ad hoc-Kommission der Deutschen Gesellschaft zum Studium des Schmerzes (DGSS).

„Schmerzen kann man nicht messen!"

Dies ist der häufigste Einwand, wenn Begutachtung von Schmerz diskutiert werden soll. Dieser Einwand soll grundsätzlich diskutiert werden.

Die medizinische Wissenschaft ist eine Erfahrungswissenschaft. Sie versucht, aus dem einzelnen Krankheitsfall allgemein gültige Regeln abzuleiten und diese dann auf den einzelnen Krankheitsfall anzuwenden. Die medizinische Wissenschaft ist immer zweck- und zielorientiert, nämlich auf die Verbesserung der gesundheitlichen Situation des einzelnen Kranken. Niemals lassen sich Grundsätze, die in anderen Naturwissenschaften wie der Physik oder der Chemie gelten, ohne weiteres auf die Medizin übertragen. So wird in einer Differentialdiagnose nicht nur die Wahrscheinlichkeit abgewogen, sondern auch die Bedrohlichkeit und die Therapierbarkeit einer Diagnose.

Beispiel: Bei einem 60jährigen mit allmählich zunehmenden Lähmungen der Kopf- und Schlundmuskeln ohne Sensibilitätsstörungen ist die amyotrophe Lateralsklerose die wahrscheinlichere Diagnose, eine Myasthenie muß aber immer wegen der guten Therapierbarkeit ausgeschlossen werden.

Bei den Therapien gilt nicht nur der wahrscheinliche Erfolg als Maßstab, sondern auch die Linderung von Leid.

Dementsprechend sträuben sich Ärzte, wenn sie gehalten werden, streng nach den Regeln einer Naturwissenschaft zu arbeiten. Dieses Unbehagen ist in den meisten Fällen berechtigt, wenngleich dieses Problem von wenigen Medizinern reflektiert wird; sie wissen zu wenig von Methodenlehre.

Ein gerade bei der Begutachtung wichtiges Beispiel hierfür ist die Bewertung von Beschwerden und Befindlichkeitsbeeinträchtigungen, klinischem Befund und apparativen Befunden. Das Problem eskaliert geradezu bei der Frage des Primärschadens, an den die Juristen Anforderungen des Vollbeweises stellen. Die Texte lauten: „... dass kein vernünftiger, die Lebensverhältnisse klar überschauender Mensch noch Zweifel hat". ... „Der Grad der Wahrscheinlichkeit muß nach der Lebenserfahrung praktisch der ‚Gewissheit' gleich kommen." (Schönberger et al., S. 104). Wichtig ist, dass diese Texte zwar ein hohes Maß an Wahrscheinlichkeit fordern, aber das subjektive Urteil akzeptieren. Fatal wird es, wenn hieraus „Sicherheit" wird, wie etwa eine Fraktur in der Unfallchirurgie gesichert werden kann. Insbesondere in den Fachgebieten Neurologie und noch mehr Psychiatrie kann eine solche Sicherheit nicht eingefordert werden, ohne einen großen Teil der Diagnosen abzulehnen und vor allem die fachimmanente Regeln zur Diagnose anzuzweifeln (S. Scheid: Lehrbuch der Neurologie, 5. Aufl., Thieme Verlag, S. 17 ff: Der Weg zur Diagnose). Konsequenterweise bezeichnet Scheid die apparativen Untersuchungen als „Hilfsmittel der Neurologie". Nach wie vor gilt, dass 70% aller Diagnosen durch die Anamnese und weitere 20% der Diagnosen durch klinische Untersuchungen gestellt werden. Wer diese Methoden geringschätzt, muß wissen, dass er damit das gesamte medizinische Lehrgebäude verlässt und eine eigene Gutachtenmedizin betreibt. Damit soll nicht die besondere Begutachtungssituation verkannt werden, die vielfältig anders ist als eine Arzt-Patienten-Begegnung. Wegen der besonderen Interessenlage des Patienten müssen Anamnese und klinischer Befund besonders kunstvoll und kritisch erhoben werden. Eine grundsätzliche Einschätzung des Probanden als potentiellen Betrüger wird dieser Herausforderung nicht gerecht. Alleine die Körpersprache des Gutachters wird jede Bereitschaft zur Mitarbeit bei dem Probanden sofort ersticken. Zudem ist es nicht zutreffend, dass die Interessenlage in der Arzt-Patienten-Begegnung immer nur eindeutig und hilfesuchend sei. Auch hier spielen viele Faktoren hinein, von dem Wunsch nach Entlastung am Arbeitsplatz oder Rücksichtnahme in der Familie und besonderer medizinischer Versorgung bis hin zum Ehrgeiz des Piloten unterscheidet sich diese Situation in dieser Beziehung eher nur quantitativ von einer Begutachtung.

Beispiel: Der 54jährige Verletzte hatte ein Polytrauma entwickelt. Auf nervenärztlichem Gebiet bestand eine Hirnkontusion und eine Armplexusläsion links, als Komplikation trat eine Kleinhirnblutung auf. Wegen eines verbliebenen leichten hirnorganischen Psychosyndroms und einer Gefühlsstörung des linken Armes wurde eine nervenärztliche MdE von 10% angenommen. Die unfallchirurgische MdE wurde mit 30% angesetzt. Der Hauptgutachter sah sich nicht im Stande, eine Gesamt-MdE anzunehmen, da für die Annahme der Armplexusläsion ein EMG fehlte.

Das Beispiel zeigt zweierlei: eine tiefe Geringschätzung von Anamnese und klinischem Befund sowie eine geradezu naive Gläubigkeit an apparative Diagnostik. Neurophysiologie und insbesondere die Elektromyographie scheinen alleine wegen ihrer Eigenschaft als appararative Diagnostik das Kriterium von Objektivität und Wahrheit sozusagen zu gewährleisten. Wer sich in der neurologischen Diagnostik und der Elektrophysiologie auch nur etwas auskennt, weiß in der Regel aus eigener Erfahrung, dass gerade jüngere und klinisch unerfahrene Kollegen leicht zu Fehldiagnosen kommen, weil sie sich mehr auf die apparative Diagnostik verlassen. Gerade das EMG kann ganz bestimmte, aus dem klinischen Befund hervorgegangene Fragestellungen beantworten, ist aber keineswegs sozusagen eine Objektivierung des klinischen Befundes. Dies gilt für viele Untersuchungsmethoden: Es gibt wohl nur wenige apparative Methoden, mit der ein medizinischer Sachverhalt regelhaft gesichert werden kann. Noch nicht einmal die Gewichtsmessung ist sozusagen objektiv, auf dem Mond wiegt der Mensch nur 1/7. Das Beispiel soll zeigen, das Messen in erster Linie vergleichen heißt, wobei der intrapersonelle Vergleich überzeugender ist als der interpersonelle, der noch andere Faktoren als das zu messende Kriterium berücksichtigen muß. So gilt auch die Neutral-Null-Methode als objektives Kriterium in der orthopädischen Diagnostik, Alter und Qualität des Bandapparates sind aber viel stärkere Einflüsse in vielen Fällen als die Unterscheidung zwischen krank und gesund bzw. gutem und schlechtem Funktionszustand, guter und schlechter Belastbarkeit. Bis heute wird in vielen Gutachten dem Röntgenbefund der Wirbelsäule eine maßgebliche Rolle beigemessen, obwohl – abgesehen von sogenannten spezifischen Veränderungen wie Tumoren, Entzündungen, Frakturen – ihnen lediglich die Bedeutung einer altersabhängigen Anpassung an den aufrechten Gang zukommt. Die allermeisten Wirbelsäulenveränderungen sagen nichts über Funktionsfähigkeit und erst recht nichts über die Belastbarkeit der Wirbelsäule aus. Auch wird man nicht die ganze Psychometrie verdammen, weil sie im Gutachten besonders kritisch gewichtet werden muß. Es ist situationsangemessen, dass in einem Verfahren, in dem für ein Nichtkönnen soziale Vorteile gewährt werden sollen, aggraviert, in einem anderen Verfahren, in dem besondere Fähigkeiten belohnt werden, dissimuliert wird (Führerscheingutachten).

Was apparative Diagnostik anrichten kann, hat in den letzten Jahren beim sogenannten Schleudertrauma der HWS die Unfallanalyse gezeigt. Es werden keine „gesicherten Daten" geliefert, vielmehr handelt es sich um einen Fehlschluß. Die Unfallanalyse misst ganz sicher nicht den Körperschaden, sondern allenfalls dessen Voraussetzungen bzw. Rahmenbedingungen. Zieht man sie heran, um einen Körperschaden auszuschließen, so ist zunächst eine Parallelität zwischen Unfall und Körperschaden nachzuweisen. Nun gibt es aber gar nicht *den* Unfallmechanismus. Auch ist der Körperschaden gar nicht genau bekannt, die Angaben hierzu sind zumindest nicht einheitlich. Selbst die immer wieder angenommene Distorsion der HWS ist nicht klar, die HWS hat nicht ein, sondern 18 Gelenke! Dann gibt es Belastungen, die viel höher sind als im normalen Straßenverkehr, nämlich im Formel 1-Rennsport, und es tritt nie ein Körperschaden ein. Auf der anderen Seite spricht sehr viel dafür, dass es zumindest leichte Funktionsstörungen auch bei geringen delta V-Werten gibt, offensichtlich auch ganz ohne Unfall, und dass hier besonders die falsche Behandlung, nämlich eine Ruhigstellung, dazu führt, dass ein Problem entsteht. Bei einem solch komplexen Problem führt eine Verlagerung auf eine andere Ebene, die der apparativen Diagnostik bzw. der Unfallanalyse, leicht zu einer unangemessenen Vereinfachung und wohl auch zu einer nicht ganz seltenen Fehlbeurteilung (Kügelgen, Baumgaertel 2001).

Zusammenfassend kann festgehalten werden, dass man zwar Schmerz nicht messen kann, dass aber Vieles in der Medizin, nicht nur in der Begutachtung, weder messbar noch sicher, dennoch aber so gewiß ist, dass kein vernünftiger, die Lebensverhältnisse klar überschauender Mensch noch Zweifel hat, innerhalb und außerhalb der Lehre vom Schmerz. Der Stellenwert einzelner Informationsquellen wie Anamnese, klinischer Befund und apparative Diagnostik, muß in jeder Begutachtung kritisch reflektiert werden, dies ist keine Besonderheit der Begutachtung von Schmerz.

„Schmerz ist keine Diagnose"

Eine Diagnose ist eine wichtige, aber nicht eine zwingend notwendige Zwischenstufe auf dem Wege der Betreuung eines Kranken, auch bei der Begutachtung. Mit dem diagnostischen Prozeß abstrahiert der Arzt vom einzelnen Kranken, er vollzieht sozusagen eine Auswahl von Tatbeständen, von denen er einige weglässt, andere, fehlende Tat-

Grundsätzliches zur Begutachtung von Schmerz

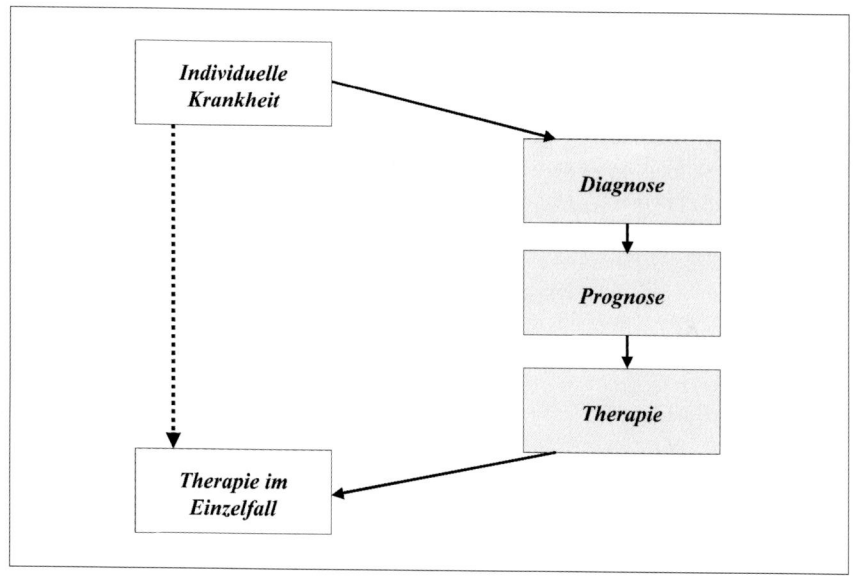

bestände fügt er hinzu und kommt zu einem patientenunabhängigen Begriff von einer Krankheit, zu einer Diagnose. Diese Diagnose hilft ihm, sein weiteres Vorgehen nachvollziehbar zu planen: Er muß wissen, welche Therapie er aufgrund der Diagnose nun wieder im Einzelfall wählt, vor allem auch was geschieht, wenn er bestimmte Dinge unterlässt. Es ergibt sich also eine Kette vom Einzelfall hin zur Abstraktionsebene, nämlich der Diagnose, daraus leiten sich allgemeine Regeln des weiteren Vorgehens, zum Beispiel in der Therapie, ab, die dann wieder auf den Einzelfall angewendet werden. Entscheidender Vorteil dieses Vorgehens ist die Plausibilität, insbesondere im Fall von Besonderheiten, zum Beispiel bei einer Kahnbeinfraktur. In den meisten Fällen ist aber auch ein anderes Vorgehen durchaus erfolgsträchtig, wie es zum Beispiel Heilpraktiker oder Krankengymnasten durchführen, die häufig Kranke behandeln, ohne dass sie eine ärztliche Diagnose stellen. Sie suchen nach Defiziten, die sie symptomorientiert auszugleichen bemüht sind, oft mit Erfolg.

Betrachtet man das Vorgehen des Arztes, so wird klar, dass es eine gesicherte Diagnose gar nicht gibt, weil sie immer auf einer Konvention beruht, nämlich Informationsauswahl: Informationen werden weggelassen, andere Informationen werden hinzugefügt, um vom Einzelfall zum Bild der abstrakten Diagnose zu gelangen. Nur so wird auch verständlich, dass vermeintlich für sicher gehaltene Diagnosen sich als Fehldiagnosen erweisen können, ohne dass im einzelnen dem Arzt eine Fehlleistung nachgewiesen werden kann. Die Medizingeschichte ist voll von Beispielen, vor 2 Jahrzehnten wurde der Helicobacter entdeckt, aus dem eigenen Fachgebiet bietet die Epilepsie Anschauung für diagnostische Meinungswandel. Die Verhältnisse werden noch schwieriger, wenn das Fachgebiet Psychiatrie betreten wird. Jahrzehntelang haben weltweit Forscher mit apparativer Diagnostik versucht, die Ursachen der Schizophrenie herauszufinden. Hierbei haben sie übersehen, dass apparative Diagnostik nicht die Krankheit widerspiegelt, sondern auf einem bestimmten Wahrscheinlichkeitsniveau definiert wird. Diese Definition beinhaltet, dass bei ausreichend eifriger Sammlertätigkeit es Befunde geben muß, die falsch positiv sind. Genau das gleiche Verfahren wird derzeit bei der Fibromyalgie angewandt. Wozu solch völlig unkritisches Sammeln von apparativen Befunden führt, lässt sich wiederum am Schleudertrauma ablesen. Ohne differenzierte klinische-neurologische Untersuchung wird eine standardisierte Batterie von apparativen Untersuchungsmethoden zusammengestellt, die regelmäßig ohne Einzelindikation durchgeführt wird, sozusagen als Screeningverfahren. Die dabei herauskommenden Ergebnisse sind völlig wertlos. Es ist bemerkenswert, dass doch nun über eine lange Zeit sich solche Autoren im Gutachterwesen halten konnte, obwohl dieses Vorgehen nie Einzug in die klinische Medizin und niemals Anwendung bei anderen Patienten mit Hirnstammveränderungen gefunden hat.

Ein weiteres Beispiel ist die Diskussion der Ligamenta alaria. Während sich die Radiologen um die verschiedenen Widerstände ihrer Spulen streiten, besagt die klinische Erfahrung, dass eine Verletzung eines solchen Bandes niemals von dem Betreffenden viele Stunden unbemerkt bleiben kann. Zudem macht sich eine solche Verletzung wenn überhaupt später bemerkbar in Form einer Instabilität. Deren Zeichen sind nun völlig anders als Konzentrationsminderung, Tinnitus, Hörminderung, wechselnde Kopfschmerzen. Genau so unsinnig ist es, wenn andere Autoren bei den gleichen Patienten sozusagen aus Hilflosigkeit nichts besseres wissen als Vorschäden bzw. Schadensanlagen anzunehmen, weil die Betreffenden nach ihrer Form keine jugendliche Wirbelsäule mehr haben. Hierbei vergessen sie offensichtlich geflissentlich, dass auch diese Annahmen mit der Wahrscheinlichkeit des Vollbeweises angenommen werden müssen.

Für den Schmerz heißt es, dass er sich in bester Gesellschaft mit zahlreichen anderen Fällen befindet, die ja gerade Anlaß zur Begutachtung geben. Der Sachverständige soll ja dem Auftraggeber gerade deswegen helfen, weil die Situation nicht völlig eindeutig ist. Dabei besteht selbstverständlich ein beträchtlicher Ermessensspielraum, gerade deswegen ist ein Gutachter gefragt, ob er im Einzelfall den Primärschaden mit dem Maßstab des Vollbeweises für gegeben hält. Dies ist aber immer nur soweit möglich, wie es die Erkrankung selber zulässt. Wenn zum Beispiel bei einer Muskelfunktionsstörung nach einem leichten Auffahrunfall ein freies Intervall besteht und die Schmerzen erst in der darauffolgenden Nacht auftreten, so kann aus dem Fehlen von Klagen bei der Erstuntersuchung und einem fehlenden pathologischen Untersuchungsbefund nicht geschlossen werden, dass kein Primärschaden bestanden hat. Daß ein solcher Fall ein besonderes Missbrauch-Potential enthält, ist ebenfalls unstrittig (Kügelgen, Baumgaertel 2001).

Zusammenfassend ist festzuhalten, dass Schmerz natürlich keine Diagnose darstellt, dass aber auch scheinbar eindeutige Diagnosen nicht immer verlässliches Terrain bieten. Besonders die apparative Diagnostik ist verführerisch und verleiht leicht einen unangemessenen Eindruck von Objektivität. Zudem ist es ja wohl eine wichtige Frage, ob die Diagnose entscheidender Gegenstand der sozialmedizinischen Bewertung ist.

„Trotz Schmerzen besteht ein Freizeit – Leistungsvermögen!"
Diese Frage knüpft an das vorher Gesagte an, sie wirft wiederum ein grundsätzliches Problem auf. Natürlich ist Schmerz keine Diagnose. Die sozialmedizinische Bewertung in der Begutachtung erfolgt aber nie nur nach Diagnosen, sondern vornehmlich nach Krankheitsfolgen. Damit werden die Diagnosen nicht entwertet, aber es wird eine zweite Systematik neben den Diagnosen akzeptiert. Diese Krankheitsfolgen sind im ICIDH aufgelistet:

	Impairment	*Disability*	*Handicap*
ICIDH 1	*Organschaden*	*Funktionsstörung*	*Soziale Beeinträchtigung*
ICIDH 2	*Impairment*	*Activity*	*Participation*
	Organschaden	*Aktivität*	*Soziale Teilnahme*

Wenn nun Schmerz objektiviert oder sogar quantifiziert werden soll, dann ja zumindest in der Begutachtung nicht um seiner selbst Willen, sondern um die sozialmedizinischen Auswirkungen von Schmerz zu erfassen.

Der Schmerz ist ein vielschichtiges anthropologisches Problem, die medizinische Problematik ist ja nur ein Teil davon. Der Schmerz kommt vor beim Sport, als Sühne, als Lusterscheinung. Kein Mensch kommt in diesen Fällen auf die Idee, eine Begutachtung zu veranlassen, selbst wenn der Schmerz noch so heftig sein mag. Nicht der Schmerz, sondern die Folgen des Schmerzes werden begutachtet und sind Gegenstand einer sozialmedizinischen Bewertung. Hierbei gilt, dass diese Beeinträchtigung nicht nur auf dem Arbeitsplatz, sondern auch in der Freizeit nachweisbar ist, dass nicht nur der Betroffene selber diese Behinderungen beschreiben kann, sondern auch seine Umgebung. Die Kunst der Begutachtung von Schmerz, und dies gilt nicht nur für den Schmerz, ist gerade, aus den in der Gutachtersituation zu gewinnenden Informationen, also Spontanverhalten, Anamnese, Beschwerdeschilderung, klinischer Befund, Testpsychologie, eventuell apparative Befunde, Fremdanamnese, Verhalten in der Freizeit, Hobbys, ein möglichst einheitliches Bild zu zeichnen, wie es bei einem zu Entschädigenden bei entsprechendem Engagement des Gutachters eigentlich regelhaft gelingt. Derjenige, der zu Unrecht Ansprüche stellt, fällt bei entsprechender Suche nach solchen Informationen immer dadurch auf, dass dieses einheitliche Bild eben nicht entsteht.

Insofern ist die Begutachtung von Schmerz auch keine grundsätzlich neue Situation, sie stellt wohl einen beträchtlichen Aufwand dar, der weit über den bisher zu beobachtenden Aufwand vieler unfallchirurgischen und orthopädischer, auch neurologischer und anderer fachgebietsspezifischer Begutachtungen hinausgehen dürfte. Die Krankheitsfolgen werden im ICIDH (International Classification of Impairments, Disabilities and Handicaps) aufgelistet, dem Gegenstück zum ICD 10, der Diagnosen aufstellt. Die Diagnosen sind in der Begutachtung wichtig, es ist ein Unterschied, ob ein Rückenschmerz durch eine Metastase oder einen dekonditionierten Rücken verursacht wird. Sozialmedizinisch relevant ist aber die Behinderung, deren Ausmaß festzustellen ist und die entschädigt wird.

Im übrigen ist auch das Verhalten im Verfahren aussagefähig. Ein vehementes Streiten in mehreren parallelen Verfahren mit Engagement in entsprechenden Selbsthilfegruppen und Beratungstätigkeit für andere schließt ein schweres depressives Syndrom mit sozialem Rückzug und Antriebsminderung aus.

Beispiel: Einem 55jährigen Mann, der 28 Jahre Vorstand einer Bank war und der ein selbstsicheres, sehr sthenisches Auftreten hatte mit sehr hoher Durchsetzungskraft, war eine „vermeidend-selbstunsichere Persönlichkeitsstruktur" bescheinigt worden, die er nun mit einer rüden Attacke auf den Gutachter im Sozialgerichtsverfahren durchzusetzen versuchte.

Bei der Erfassung von sozialmedizinisch relevanten Behinderungen gibt es schon eine ganze Reihe von Scores, die diese Inhalte abfragen.

Untersuchungs – Methoden = Informationsquellen

Anamnese	Apparative Diagnostik
Fremdanamnese	Testpsychologie
Schmerzanamnese	ATL-Scores
	Aktivitäten des täglichen Lebens
Beschwerden	Verhalten am Arbeitsplatz
	Verhalten zuhause
Klinischer Befund	Verhalten in der Freizeit
Spontanverhalten	Verhalten im Verfahren
Neurologie	
Bewegungsapparat	
Psyche	
Vegetativum	

Schmerzanamnese:
- Intensität
- Lokalisation
- Dauer
- Charakter
- Verlauf
- Erleben
- Frequenz

Wer soll Schmerzen begutachten?
Auf keinen Fall ist es erforderlich, dass im Fall von Schmerzen regelhaft ein zusätzliches Gutachten erstellt wird. Der Gutachter des jeweiligen Fachgebietes sollte sich aber mit den Schmerzen auseinandersetzen und entscheiden, ob es sich um sozusagen normale Schmerzen handelt, die in der Bewertung des Falles enthalten sind, oder ob es einer zusätzlichen Bewertung des Schmerzes bedarf. Beides soll er begründen. Im zweiten Falle ist zu prüfen, ob er dies selbst vornehmen kann, oder ob er eine zusätzliche Bewertung des Schmerzes veranlasst. Hierbei müsste er entscheiden, um welche Art von ungewöhnlichem Schmerz es sich handelt (siehe Systematik von Schmerz). Dementsprechend ist der Zusatzgutachter dann auszuwählen.

Absurd ist eine Addition von Gutachten, wie sie insbesondere beim Schleudertrauma in letzter Zeit beobachtet werden kann, dass nämlich zunächst eine unfallchirurgische, dann eine neurologische, eine halsnasenohrenärztliche und eine psychiatrische und eine schmerztherapeutische Begutachtung erstellt wird und die verschiedenen MdE-Sätze dann eine Gesamt-MdE ergeben, die jede Systematik sprengt und vollkommen unangemessen ist.

Größte Vorsicht ist am Platze, wenn ein behandelnder Arzt, insbesondere ein Schmerztherapeut oder ein Psychotherapeut, einen Patienten begutachtet. Die rechtliche Situation der Begutachtung ist doch deutlich unterschiedlich von der Arzt-Patienten-Beziehung.

Wenn es dem Arzt schon schwerfällt, diesen Rollenwechsel zu vollziehen, der Patient ist in aller Regel damit überfordert. Er kann auch nicht unterscheiden, welche Information der Arzt als Gutachter verwenden kann, und welche nicht. Wenn das Gutachten nicht so ausfällt, wie es der Patient erwartet, ist die Arzt-Patienten-Beziehung in der Regel erheblich belastet oder wird beendet. Auf keinen Fall sollte sich ein Arzt zu einem Gutachten entschließen, wenn er meint, in das Verfahren korrigierend eingreifen zu müssen. Außer Verzögerungen und Mehrkosten wird in der Regel in solchen Fällen nichts erreicht. Noch abwegiger ist es, aus der Position des Gutachters systemkorrigierend wirken zu wollen. Das einzige Ziel, das so rasch erreicht wird, ist das abrupte Ende der eigenen Gutachterkarriere.

Nomenklatur von Schmerzgutachten
Schmerzgutachten sollten keine neue Nomenklatur enthalten, sondern sich an den ICD 10 halten. Begriffe wie „chronisches Schmerzsyndrom" sind als Diagnosen völlig ungeeignet. Auch biochemische Erklärungsversuche, warum es im vorliegenden Fall zu einem besonderen Schmerzsyndrom kommen soll, sind ungeeignet. Dies betrifft auch das sogenannte Schmerzgedächtnis. Nahezu alle somatischen und psychologischen Phänomene, die der Mensch als Erfahrungen erlebt, hinterlassen Spuren, damit kann man keine sozialmedizinischen Defizite per se begründen.

Literatur
Kügelgen B, Hildebrandt J (2001) Neuroorthopädie 8: Leitlinien zum modernen Rückenmanagement. Zuckschwerdt Verlag, München
Kügelgen B, Baumgaertel F (2001) Neuroorthopädie 9: Neues zum Schleudertrauma. Zuckschwerdt Verlag, München
Schönberger A, Mertens G, Valentin H: Arbeitsunfall und Berufskrankheit. E. Schmidt, Berlin

Vom „sechsten Sinn" zur somatoformen Schmerzstörung (F 45.4)
Schmerzerleben und Schmerzbehandlung in der Geschichte
Klaus-Dieter Thomann

Schmerz und Evolution

Der Schmerz steht im Mittelpunkt der Krankheit, traditionelle Heiler, Ärzte, Schwestern und Pfleger sehen ihre wichtigste Aufgabe darin, Schmerzen zu lindern. Trotz seiner großen Bedeutung wurde der Schmerz in der Forschung vernachlässigt. Im Vergleich mit dem Tod spielte er in Physiologie, Pathologie und Krankheitstheorie kaum eine Rolle (1). Eine Änderung zeichnet sich erst in den letzten 30 Jahren ab. 1965 entwickelten Roland Melzack und Patrick David Wall die „gate control theory", eine Schmerztheorie, die die Bedeutung der gesteuerten Eingangskontrolle von Sinneswahrnehmungen betonte. 1973 begründeten interessierte Ärzte die „International Association for the Study of Pain". Kurze Zeit später, 1975 und 1976, wurden Enkephaline und Endorphine entdeckt. Das gewachsene Interesse am Schmerz schlug sich in wissenschaftlichen Publikationen nieder. Zwischen 1975 und 1990 entstanden mindestens 15 Periodika, die sich dem Schmerzes widmeten (2).

Der Schmerz ist ein biologisches und soziales Phänomen, die Schmerzempfindung hängt von der kulturellen Prägung und den äußeren Umständen im weitesten Sinne ab. Die historische Betrachtung erleichtert es, sich dem Phänomen Schmerz zu nähern und ein zentrales Thema der Medizin aus unterschiedlichen Perspektiven wahrzunehmen.

Der Schmerz, ein „sechster Sinn"

Die Evolution tierischer Organismen ist ohne die Entwicklung der Sinnesorgane nicht denkbar. Tiere nehmen ihre Umgebung mit Augen und Ohren, dem Tast- und dem Geruchssinn wahr. Bevor die Nahrung vom Körper aufgenommen wird, gibt der Geschmack Hinweise auf Eßbarkeit und Qualität. Die Sinnesorgane sind auf das zentrale Nervensystem angewiesen und diese auf die Sinnesorgane. Schon vor der Geburt nimmt das Gehirn Sinneseindrücke wahr und speichert sie. Nach und nach kombiniert es die wachsende Zahl der Informationen und stellt sie dem Körper bei Bedarf zur Verfügung. Die „Eindrücke" bahnen motorische und vegetative Grundmuster, sie ermöglichen komplexe tierische Handlungen und sind die Voraussetzung für das menschliche Denken. Aber alles das reicht nicht zum Überleben.

Tiere und Menschen besitzen einen „sechsten Sinn", den Schmerz. Der Schmerz ist die Voraussetzung und Bedingung tierischen und menschlichen Lebens. Die Pflanze ist bodenständig, sie kann sich nicht fortbewegen. Der Samen keimt nur, wenn Klima und Boden es zulassen. Stimmen Umwelt und genetische Anlage überein, dann wächst die Pflanze aus dem Keim und vollendet ihren Lebenszyklus. Dagegen können Tiere und

Menschen ihre Umgebung frei wählen, die Sinnesorgane geben die nötige Orientierung, ermöglichen die Nahrungssuche und -aufnahme, Fortpflanzung und die Aufzucht der Kinder. Die Umwelt hält alles Notwendige für das Überleben bereit, zugleich bedroht sie das Leben.

Ohne den „sechsten Sinn", den Schmerz, gäbe es kein tierisches Leben. Der Schmerz ist für das Überleben und die Gesundheit wichtiger als die Sinnesorgane. Augen und Ohren nehmen Informationen auf, die erst im Gehirn verarbeitet werden. Erst aus dem Zusammenspiel von Sinneserregung und Erfahrung ergeben sich sinnvolle Handlungen. Dieser Prozeß ist langwierig und störanfällig. Im Gegensatz dazu ist der Schmerz eine elementare Empfindung, die eine sofortige Reaktion auslöst.

Viktor von Weizäcker (1866 – 1957) umschrieb 1927 die „Urszene" menschlichen Schmerzempfindens und therapeutischen Handelns:

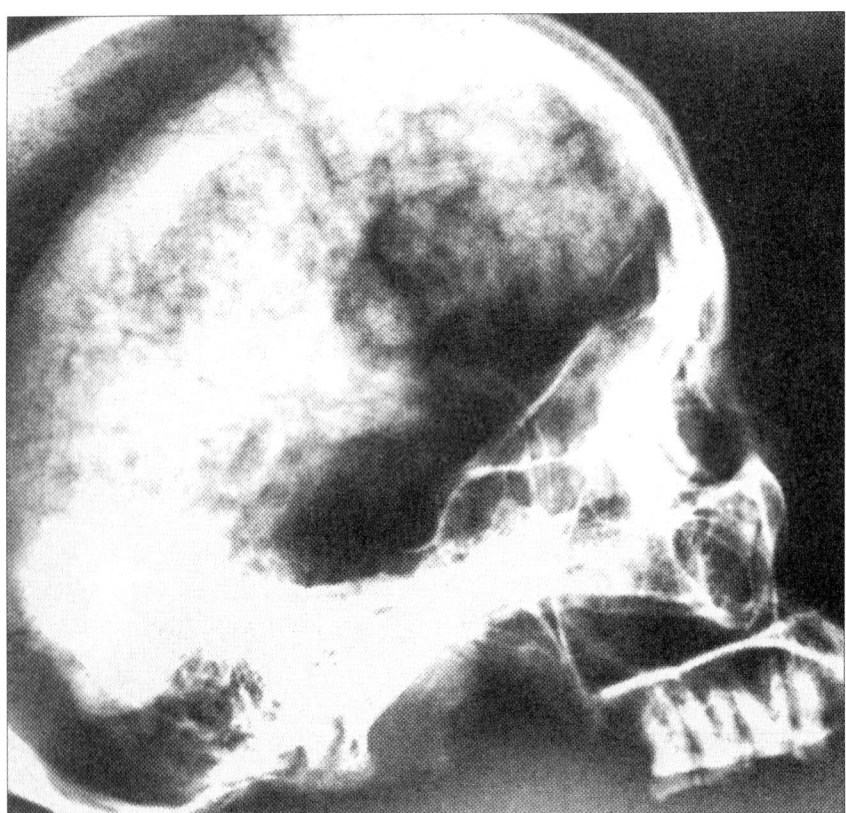

Die Hirnarchitektur hat sich innerhalb der letzten 8000 Jahre nicht erkennbar verändert.
Quelle: Hauswirth, W. W. et al., vgl. Anmerk. 4.

„Wenn die kleine Schwester den kleinen Bruder in Schmerzen sieht, so findet sie vor allem Wissen einen Weg: schmeichelnd findet den Weg ihre Hand, streichelnd will sie ihn dort berühren, wo es ihm weh tut. So wird die kleine Samariterin zum ersten Arzt. Ein Vorwissen um eine Urwirkung waltet unbewußt in ihr; es leitet ihren Drang zur Hand und führt die Hand zur wirkenden Berührung. Denn dies ist es, was der kleine Bruder erfahren wird: die Hand tut ihm wohl. Zwischen ihn und seinen Schmerz tritt die Empfindung des Berührt-werdens von schwesterlicher Hand, und der Schmerz zieht sich vor dieser neuen Empfindung zurück. Und so entsteht auch der erste Begriff des Arztes, die erste Technik der Therapie." (3)

Schmerzen begleiten Verletzungen und Krankheiten. Lange bevor sich medizinisches Handeln entwickeln konnte, sorgte der Schmerz für die nötige Schonung. Der Kranke muß seinen Tagesablauf unterbrechen und sich ruhig verhalten. Der Körper gewinnt Zeit und richtet den Stoffwechsel auf die lebensnotwendigen physiologischen Prozesse aus. Je weiter die Genesung fortschreitet, um so geringer werden die Schmerzen. Noch für einige Zeit befindet sich der Verletzte in einer Schwebe zwischen Gesundheit und Krankheit. Ein zuviel an Aktivität wird mit Schmerzen „bestraft". Aber schon bald ist die Verletzung vollständig verheilt, die Krankheit überwunden. Das Individuum nimmt den normalen Lebensrhythmus wieder auf. So heftig der Schmerz auch gewesen sein mag, er wird vergessen.

Die menschliche Evolution erstreckte sich über mehr als fünf Millionen Jahre. Die biologischen Voraussetzungen der Schmerzempfindung haben sich in dieser Zeit nur langsam verändert. Die ältesten erhaltenen menschlichen Gehirne, die die Zellarchitektur der Großhirnrinde erkennen lassen, sind 8.000 Jahre alt (4). Sie unterscheiden sich nicht erkennbar von Gehirnschnitten des zeitgenössischen Menschen.

Im Gegensatz zu den biologischen Grundlagen der Schmerzempfindung und Verarbeitung, die über Jahrtausende gleich geblieben sind, hat sich die emotionale Färbung und subjektive Bewertung des Schmerzes in den letzten 150 Jahren grundlegend geändert.

Schmerz und Krankheit in archaischen Gesellschaften
Überbleibsel eines archaischen Krankheitsverständnisses haben sich bis heute in der Sprache erhalten. Der gesunde Körper wird nicht bemerkt, erst im Schmerz spüren wir unsere Glieder. Die frühen Kulturen sahen Krankheiten als etwas Fremdes, von außen Kommendes an. Der Kranke war von Dämonen befallen oder Göttern bestraft worden. Die Therapie entsprach diesem Krankheitsverständnis. Es lag nahe, die Krankheit auszutreiben. In indianischen Kulturen fiel diese Aufgabe den Schamanen zu. Die Rituale bezogen häufig die ganze Gemeinschaft ein, sie sollten die Gottheit gnädig stimmen und den bösen Geist austreiben. Schutz vor Krankheit und Schmerz boten Fetische, Amulette, Steine und Siegelringe (5).

Auf den ersten Blick mutet uns der rituelle Umgang mit Schmerzen und Krankheit fremd an. Bei genauerer Betrachtung haben sich manche Bewältigungsmuster archaischer Kulturen bis in die Gegenwart erhalten. Im Exorzismus ist die Austreibung des Bö-

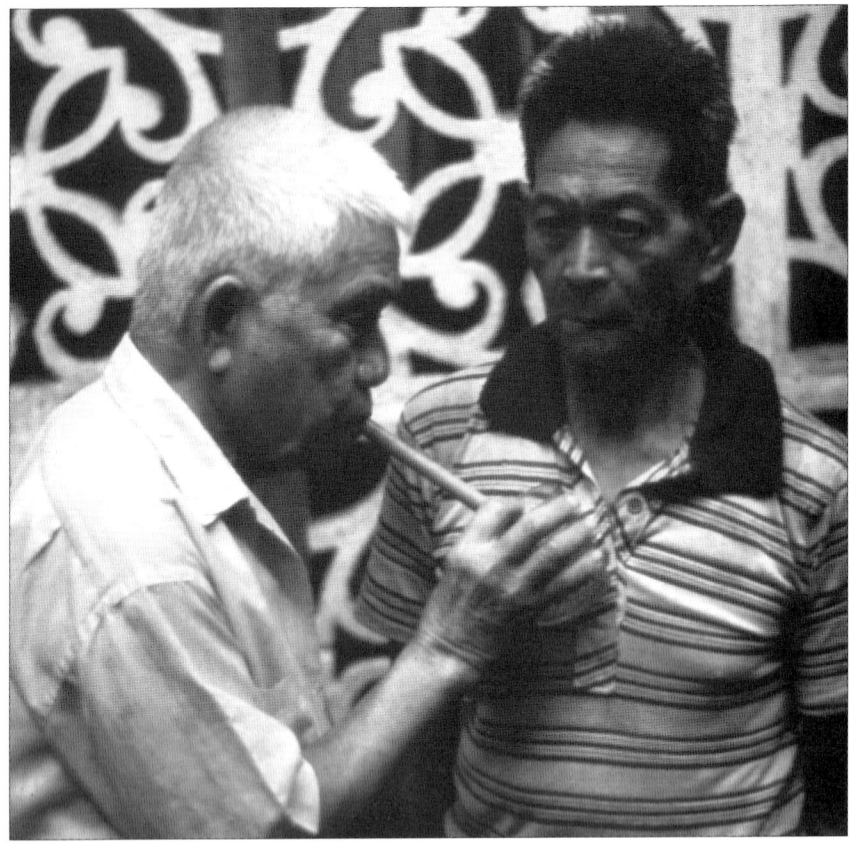

Der Heiler saugt die „Ursache des Schmerzes" aus dem Körper.

sen noch erhalten. Erkrankt ein Gesunder, dann wurde er von einer Krankheit „befallen". Das Wort „Anfall" deutet auf die äußere Krankheitsursache hin. Im „Hexenschuß" hat sich sogar der „böse Geist" erhalten.

Der Volksmund kennt die Verhältnismäßigkeit der Mittel in der Bekämpfung von Krankheiten: „Bös' muß bös' vertreiben". Über Jahrhunderte bestimmte das Prinzip der „Ausleitung", der Entfernung der Krankheitsursachen die Therapie:

Der Aderlaß war bis in das 19. Jahrhundert weit verbreitet. Der Teller, in den das Blut ablief, wurde zum Symbol der Handwerkschirurgen, er hängt noch über manchem Friseursalon. Neben Brechmitteln erfreuten sich Abführmittel hoher Wertschätzung. Die Akzeptanz und die Ergebnisse chirurgischer Therapie beruhen neben der objektiven Veränderung anatomischer Gegebenheiten und der Beeinflussung des Krankheitsverlaufes auch auf einem suggestiven Element. Die in verschiedenen Kulturen geübten Trepanationen des Schädels dienten nicht der Entfernung pathologischer Hirnprozesse, sondern der Krankheitsaustreibung.

Das Aussaugen von Fremdkörpern zur Schmerzbekämpfung hat sich in einigen Ländern bis in die Gegenwart erhalten.Der Heiler setzt ein hohles Bambusrohr auf die schmerzende Körperregion und saugt solange daran, bis er die Ursache des Schmerzes, einen Fremdkörper, in seinen Mund befördert hat. Der Kranke ist vom Schmerz befreit. Zum Beweis zeigt der Therapeut dem Patienten den ausgesaugten Fremdkörper.

Antike und Christentum

Der Mensch der Antike habe sich, so Heinrich Schipperges, nicht vorstellen können, „Glück zu genießen ohne Schmerz". Der Schmerz sei gleichermaßen die selbstverständliche Erfahrung äußerer Realität und seelischer Entwicklung gewesen (6). Mit der Ausbreitung des Christentums bekam der Schmerz einen religiösen Sinn. Nach jüdisch-christlicher Auffassung hatte Gott Himmel und Erde, das Paradies, Mann und Frau erschaffen. Indem Eva sich von der Schlange verführen ließ und von der verbotenen Frucht aß, kündigte sie den Gehorsam gegen Gott auf. Auch Adam wollte vom Baum der Erkenntnis essen – deshalb wurden beide aus dem Paradies vertrieben. Seit dem Sündenfall lastete auf allen Menschen die „Erbsünde", begleitete sie als „Gottferne" in ihrer ganzen Existenz und strafte sie mit Leid, Krankheit, Schmerz und Tod. Dieser Zusammenhang ist allerdings weitaus älter und weiter verbreitet als die christliche Religion. Das deutsche

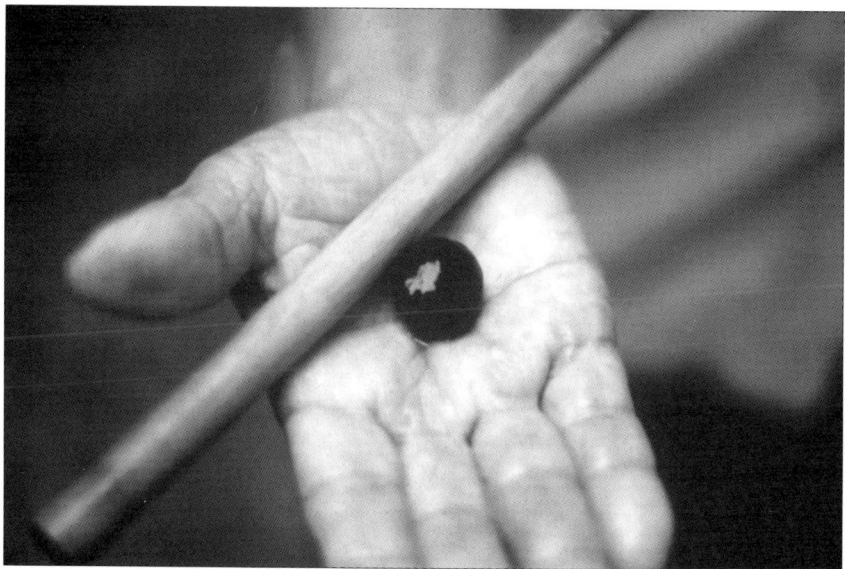

Das Ritual war erfolgreich.: Der Heiler zeigt seinem Patienten den „fremden Körper".
Quelle: Medizinhistorisches Institut der Johannes Gutenberg-Universität, Mainz

Wort „Pein" läßt sich ebenso wie der englische Begriff „pain" vom lateinischen „poena" – Strafe – ableiten (7).

Im Christentum haben Schmerz und Leid jedoch noch eine andere, spezifische Bedeutung. Zunächst ist Christus nicht nur der Erlöser von aller Schuld, sondern auch „Heiland", der Kranke und Besessene heilt. Zugleich wurden Schmerz und Leid in gewisser Weise zu Zeichen der Gottverbundenheit, zum Beweis für eine Nachfolge Christi, der selbst in seiner Passion und am Kreuz aufs Schwerste gelitten hatte. Mit seinem eigenen Schmerz und Tod verband Jesus Christus Gott und die Menschen; so bekam der Schmerz einen religiösen Sinn. Er konnte, ja mußte ausgehalten werden, weil Jesus ihn ertragen hatte. Der „Schmerzensmann" – der gegeißelte Christus mit der Dornenkrone – wurde zum Vorbild für Verletzte und Kranke, ganz ähnlich die „Schmerzensmutter" Maria. Unter dem Kreuz, an dem ihr Sohn hing, litt sie zwar vor allem seelisch, doch wurde das „Schwert des Leidens" oft in Bezug zu körperlichem Schmerz gesetzt. Sich mit dem Leiden der Gottesmutter zu identifizieren galt als gottgefälliges Werk, so wie es der berühmte Hymnus „Stabat Mater dolorosa" des Hl. Bonaventura ausdrückt. Ähnlich ist die Gestalt des Hl. Sebastian zu sehen, der zunächst nur als Märtyrer, im Mittelalter und Barock aber mehr und mehr als Pest- und Schmerzheiliger verehrt wurde.

In all dem begreift das Christentum, vor allem seine mittelalterlich-katholische Ausprägung, Tod, Krankheit und Schmerz als untrennbare Bestandteile des Lebens, stiftet damit Sinn und erleichtert die Bewältigung von Leid, stilisiert dieses aber bisweilen auch zu einem seiner Wesensmerkmale (was später z. B. Nietzsche kritisiert). Die christliche Kunst des Mittelalters ist deshalb – mehr als die der Neuzeit – von Darstellungen des Schmerzes geprägt. Kaum eine gotische Kirche, in der nicht Bilder oder Statuen den Schmerz und die Erlösung davon thematisieren. Der Maler Mathis Grünewald (1460/70 – 1528, eigentlich Nithardt) ließ das körperliche Leid des Gekreuzigten und die Trauer der Zurückbleibenden erahnen. Das verbindende Glied ist der körperliche und seelische Schmerz.

Die Aufklärung lichtete das Dunkel, in dem der Schmerz sein Dasein fristete. Eine Konsequenz der politischen Umbrüche war die Säkularisierung. Sie beseitigte die Vorherrschaft der Religion und nahm damit dem Schmerz seinen Sinn. Kranke konnten sich nun nicht mehr mit ihrer Nähe zu Gott trösten, ihr Leid wurde sinnlos. Was die Säkularisation übrig ließ, zerstörte die Physiologie und Anatomie des 19. Jahrhunderts. Sie „schuf die wissenschaftliche Basis für die Überzeugung, daß Schmerzen lediglich das Resultat einer Reizung bestimmter Nervenbahnen" seien. David B. Morris sah hierin eine „kulturelle Verschiebung", einen „medizinischen Mythos", der das Leben so entscheidend beeinflußt habe, „wie die großen politischen und sozialen Revolutionen den Staat, die Erziehung und das Sexualverhalten". (8)

Der Utrechter Psychologe F. J. J. Buytendijk hatte bereits 1948 auf den Bruch der Jahrtausende alten christlichen Tradition hingewiesen. Für die Mehrheit der Bevölkerung stelle die Religion keine gültigen Erklärungsmuster mehr zur Verfügung, „die Frage nach Wesen und Sinn des Schmerzes" habe an Bedeutung verloren, da die Antwort nicht mehr allgemein akzeptiert werde. Dabei weiche der Menschen vielen Lebensfragen aus, die

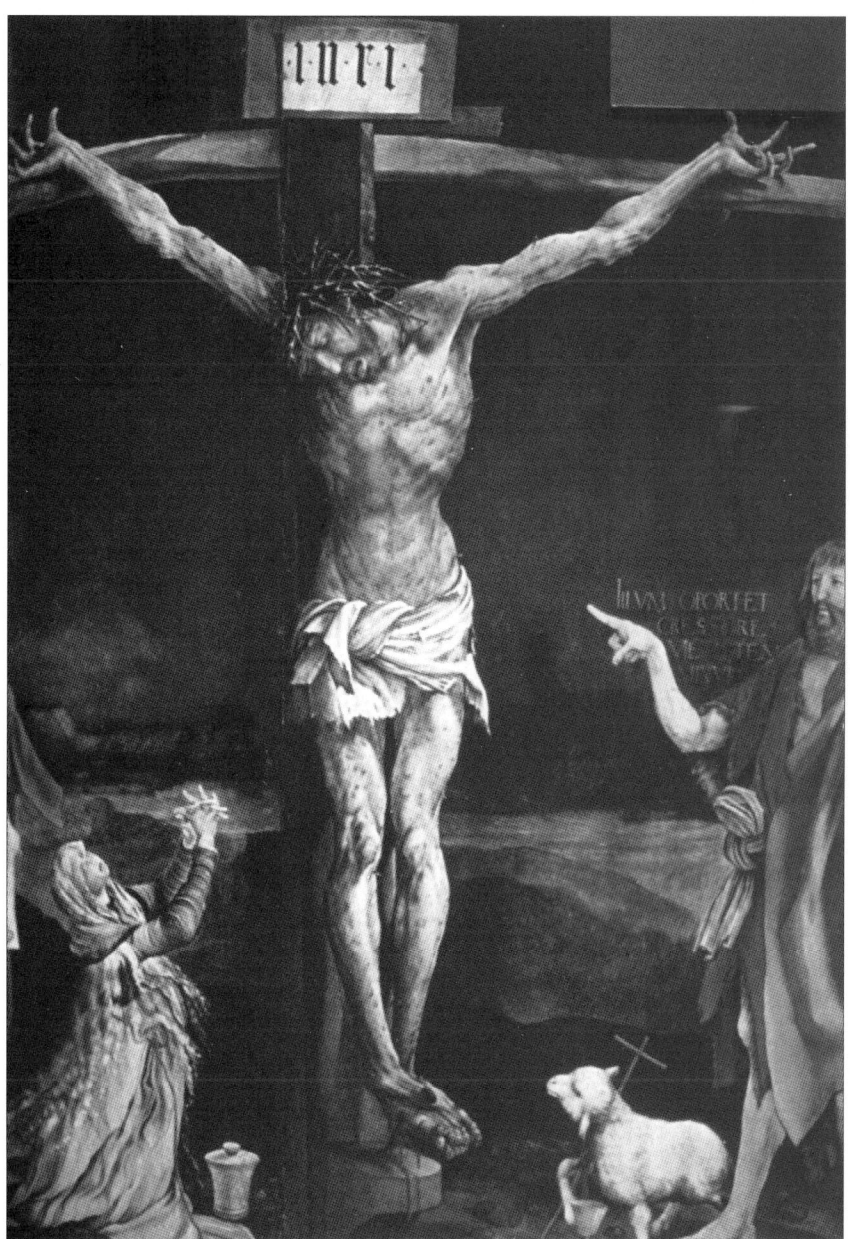

Kreuzigung. Ausschnitt aus dem Isenheimer Alter von Mathis Grünewald

fehlenden Antworten desorientierten ihn, machten ihn „innerlich und äußerlich bis zur Unerträglichkeit unsicher" (9). Buytendijk kritisierte die mangelnde Bereitschaft des „modernen Menschen", mit dem Schmerz zu leben. Der Schmerz dürfe nicht mehr vorkommen. Jeder Arzt könne ein Lied davon singen: „Eine Algophobie ist entstanden, die in ihrer Maßlosigkeit selber zur Plage wird und eine Kleinmut zur Folge hat, der dem ganzen Leben schließlich seinen Stempel aufdrückt." (10) Mit der Verdrängung des Kerns des Schmerzproblems, der Frage nach der subtilen „Beziehung zwischen Krankheit, Schmerz und persönlichem Leben", gehe ein Stück menschlichen Seins verloren (11).

Schmerzhafte Operationen

Der Schmerz begleitete den kranken und verletzten Menschen seit Anbeginn. Wir wissen nur wenig, wie der Schmerz von unseren Vorfahren, sei es vor 20.000 Jahren oder um Christi Geburt, empfunden wurde. Der Schmerz war Symptom und Krankheit zugleich, er konnte den Weg zur Diagnose ebnen und therapeutisches Handeln begründen. In den alten Kulturen lassen sich eine Vielzahl unterschiedlicher Verfahren nachweisen, die der Schmerzbekämpfung dienten. Berauschende Getränke wie Wein, Bier und Met spielten ebenso eine Rolle wie Kräuter: Hanf, Bilsenkraut, Schlafmohn und die Alraune (Mandragora). Die letztgenannte Pflanze wird ausführlich in den Kräuterbüchern des 15. und 16. Jahrhunderts gewürdigt. Die Autoren heben die schlaffördernde und schmerzlindernde Wirkung hervor. Die Chirurgen würden sich ihrer Wirkung bedienen, wenn sie amputierten oder das Brenneisen einsetzten (12). Selbst wenn der eine oder andere Chirurg schmerzlindernde Getränke verabreicht, Salben oder Tinkturen zur Lokalbehandlung eingesetzt haben dürfte, zum Allgemeingut wurden derartige Praktiken nicht. Die pharmakologische Wirkung war zu wenig berechenbar, gefürchtet wurden die unerwünschten Effekte. Noch 1847 wies Johann Friedrich Dieffenbach (1795 – 1847) auf die Gefahren „betäubender Mittel, wie des Opiums, des Bilsenkrauts, der Belladonna und anderer ähnlicher Narkotika zur Stillung des Schmerzes bei chirurgischen Operationen" hin: „Ohne ihn gänzlich zu unterdrücken, führten sie eine gefährliche Abspannung des ganzen Nervensystem herbei, wodurch der natürliche Krankheitsverlauf gestört, die Heilung verzögert, wenn nicht gar eine wirkliche Lebensgefahr dadurch herbeigeführt wurde." (13)

Einer besseren Akzeptanz erfreuten sich die mechanischen Methoden. Das Torniquet diente vor allem dazu, den Blutverlust in Grenzen zu halten. In der Praxis unterdrückte es den Schmerz, wenn es längere Zeit belassen wurde. Die Kompression bewährte sich bei der Exstirpation gestielter Tumoren. Im weiteren Sinne konnte die Durchtrennung der zu einem Organ führenden Nerven als „mechanische Schmerztherapie" angesehen werden, so etwa bei der Brustamputation (14).

Vor Einführung der Anästhesie war die Operation die ultima ratio. Voraussetzung für den Eingriff war das „unerschütterliche Vertrauen von seiten des Kranken zu der Kunst des Arztes" (15). Chirurg und Patient schlossen einen Pakt, um den natürlichen Verlauf einer Krankheit zu unterbrechen. Die Schmerzäußerungen des Kranken gaben dem Chirurgen wichtige Informationen über dessen Gesundheitszustand. Ein bewußtloser Patient

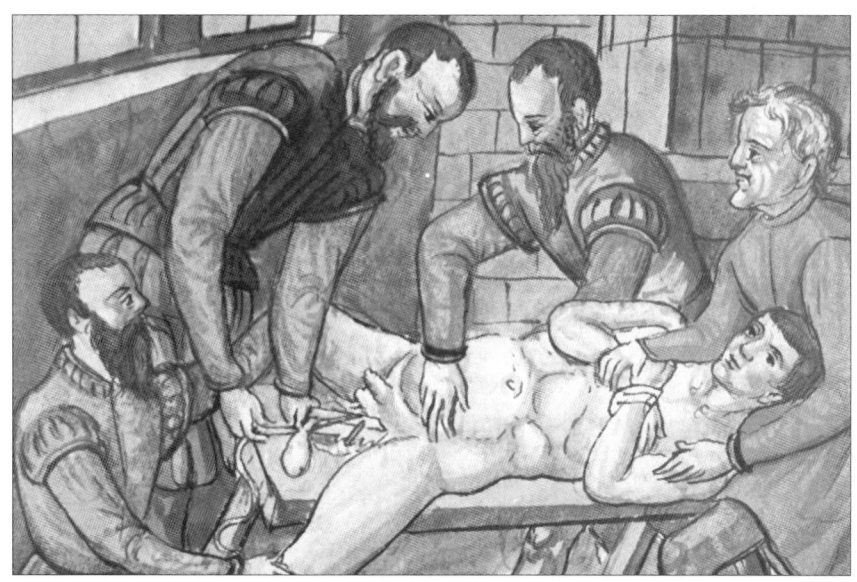

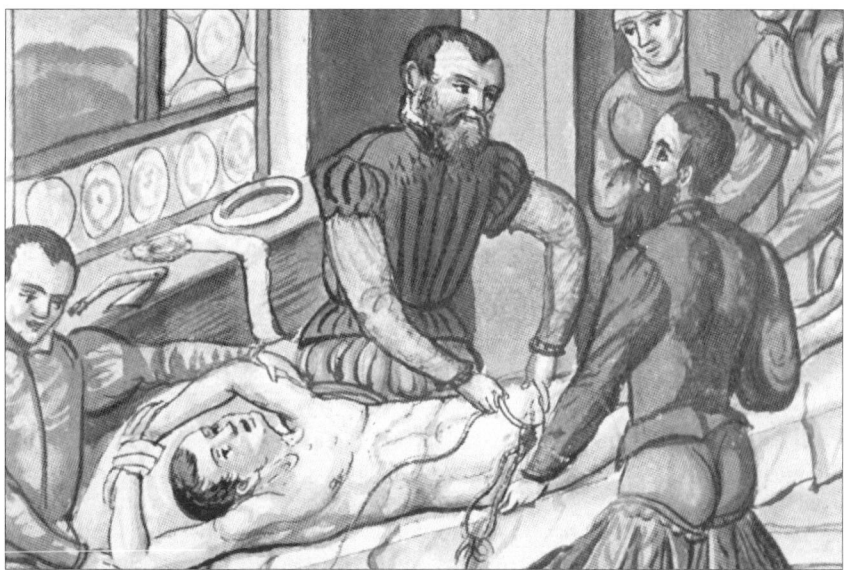

Bruchoperation nach Stromayr. Der Chirurg entfernt den Bruch. Die Assistenten stehen dem Patienten bei. Obwohl die Hände gefesselt sind, wird der Patient zusätzlich festgehalten. Quelle: Vgl. Anmerk. 17.

mußte den Operateur weit mehr beunruhigen als ein vor Schmerzen wimmernder. Bei allen Vorteilen, die die Narkose für Kranken und Arzt hatten, die Aufhebung der Kommunikation wurde zumindest von den Medizinern als Nachteil angesehen:

„Der Betäubte weiß bei der Operation nichts von seinem Arzte, und der Arzt nichts von seinem Kranken. Das Band der wechselseitigen Mittheilung ist zerrissen, der ihn selbst hebende, milde Zuspruch wird nicht vernommen, die Fragen nicht beantwortet …

Er fühlt sich unheimlich mächtig über den, der sich im Leben dem Aether, im Scheintode ihm ergeben hat, nicht wie früher aus freier Wahl, sondern aus banger Furcht vor dem Schmerz. Laut- und empfindungslos liegt der freiwillig aus dem Kreise der Lebenden, Empfindenden, Denkenden Herausgetretene mit geschlossenen Augen wie ein sanft Schlummernder da, und in beängstigender Einsamkeit vollendet der Arzt sein Werk." (16)

Litten Menschen, die sich um 1560 lebensnotwendiger Bruchoperationen unterziehen mußten, keine Schmerzen? Das ist nicht anzunehmen. Aber sie erduldeten weitaus mehr, als aus heutiger Sicht zumutbar oder nur denkbar gewesen wäre. In einer der schönsten illustrierten chirurgischen Handschriften, der „Practica copiosa", schilderte der Chirurg Caspar Stromayr (17) detailliert den Ablauf verschiedener Bruchoperationen. Im Mittelpunkt der Bilder steht der Patient. Dessen Gesichtszüge veränderten sich nicht während der Operation. Oder trügen die Bilder des 16. Jahrhunderts? Immerhin lassen sich indirekte Hinweise auf Schmerzreaktionen erkennen: Arme und Beine sind gefesselt, die Gehilfen fixieren die Extremitäten zusätzlich mit ihren Händen.

Angesichts der fehlenden Betäubung schlußfolgerte der Würzburger Chirurg Ernst Seifert (1887 – 1969): „Das Schmerzerlebnis muß ehedem, 1559, anders als heute gewesen sein." (18) Mit anderen Worten: Wenn es keine andere Möglichkeit gab, einen Bruch zu beseitigen, dann wurde der unvermeidliche Schmerz in Kauf genommen.

Außergewöhnliche Schmerzen, wie der Phantomschmerz, zogen das Interesse der Chirurgen auf sich. Ambroise Paré (1510 – 1590) beschäftigte sich intensiv mit den unterschiedlichen Schmerzqualitäten. G. Keil wies darauf hin, daß Paré 1552 den Schmerz nach der Amputation vom Phantomschmerz und dem Phantomgefühl unterschieden habe. Er habe sogar den Einfluß der Witterung auf die Heftigkeit des Schmerzes berücksichtigt (19).

Für Lorenz Heister (1683 – 1758) spielte der Schmerz bei der Stellung der Operationsindikation eine Rolle. Bei Krankheiten, die ohne Eingriff nicht geheilt werden könnten, sollte der Chirurg die Operation „je eher je besser vornehmen, insonderheit wo Noth vorhanden, damit man den Patienten nicht länger in seinen Schmerzen und Leiden stecken lasse" (20). Bei der Behandlung der Knochenbrüche hatte der Chirurg darauf zu achten, dem Patienten möglichst wenig Schmerzen zu bereiten. Die Schmerzen würden „vor allen Dingen durch eine gute Einrichtung" des Bruches rasch nachlassen. Aber auch äußerliche „Umschläge von warmen Brandtwein" linderten Schmerzen ebenso wie „die innerlichen Medicamenta" und „eine gute Diät" (21).

Mit der schnellen und schonenden Einrichtung eines Bruches hatte Heister ein allgemeingültiges Prinzip beschrieben. Im Gegensatz zu der in der Gegenwart weitverbreiteten Ansicht, daß die Chirurgie der Neuzeit auf die individuellen Bedürfnisse und Nöte der Kranken keine Rücksicht genommen habe, bemühte sich Heister um eine „streng patientenzentrierte Vorgehensweise". Er vermied es, seine Patienten unter Druck zu setzen und operierte nur „bei der uneingeschränkten Zustimmung des Betroffenen" (22). Noch mehr als 200 Jahre später wies der Unfallchirurg Lorenz Böhler (1885 – 1973) auf diesen zentralen Grundsatz der patientenfreundlichen Schmerzlosigkeit hin. Er hängte in den Hörsaal der Wiener Klinik eine Tafel, in der er die Ärzte aufforderte, für die „Vermeidung von Schmerzen und für gute Durchblutung zu sorgen" (23).

Die Operation – ein Wettlauf mit der Zeit

Mit dem Anwachsen anatomischer Kenntnisse und der Entwicklung der pathologischen Anatomie mußte bei den Chirurgen der Wunsch aufkommen, kompliziertere oder gar rekonstruktive Eingriffe auszuführen. Neben den Schmerzen stellten die allgegenwärtigen Infektionen ein kaum zu überwindendes Hindernis dar. Der Schmerz konnte durch die Geschwindigkeit des Eingriffs abgekürzt werden. Der erfolgreiche Chirurg operierte zügig. Von dem Chirurgen Jean Dominique Larrey (1766 – 1842), der Napoleon auf vielen Feldzüge begleitete, wird berichtet, daß er in Rußland während der Schlacht von Borodino innerhalb von 24 Stunden 200 Amputationen ausgeführt habe (24). Nicht viel langsamer war Bernhard v. Langenbeck (1810 – 1887), er soll für die Resektion des Oberkiefers nur zwei Minuten benötigt haben (25). Die Operationsbestecke waren auf die Schnelligkeit des Eingriffs abgestimmt. Ein gutes Beispiel sind die Sehnenmesser (Tenotome), mit denen im frühen 19. Jahrhundert kontrakte Sehnen und Kapseln durchschnitten wurden. Die schmalen gebogenen Messer wurden durch einen sehr kleinen Hautschnitt um die Sehne geschoben. Danach durchtrennte der Chirurg die Sehne und zog das Messer rasch aus dem Körper. Der sekundenschnelle Eingriff wirkte Wunder. Während der Tortikollis und der Klumpfuß der konservativen Therapie trotzten, ließen sich diese Deformitäten nach dem Sehnenschnitt leichter korrigieren. Aber auch die Geschwindigkeit konnte den Schmerz nicht ausschalten

Die Kunst, den Schmerz zu besiegen

Auf den engen Zusammenhang zwischen Depression, Passivität und Schmerzempfindung wies Christoph Wilhelm Hufeland (1762 – 1836) in der erstmals 1796 erschienenen „Makrobiotik oder die Kunst das menschliche Leben zu verlängern" hin. Er wandte sich gegen die weitverbreitete Überschätzung der Medizin. Nicht die ärztliche Behandlung, sondern körperliche Aktivität und geistige Regsamkeit seien die wichtigsten Voraussetzung für ein gesundes Leben und die Heilung der Krankheiten. Die Suche nach medizinischer Hilfe könne als Zeichen depressiver Seelenstimmung gedeutet werden. Diese begünstige die Entstehung lebensverkürzender Krankheiten. Depression sei von Angst und Furcht begleitet, diese seien viel häufiger elementare Lebensäußerungen und Charaktereigenschaften als krankhafte medizinische Befunde. Der Arzt solle die emotionale Einstellung pädagogisch beeinflussen, denn „gewissen Seelenstimmungen und Gewohnheiten" nähmen „einen vorzüglichen Rang unter des Verkürzungsmitteln des

menschlichen Lebens" ein, hierzu gehörten Traurigkeit, Kummer, Verdruß, Furcht, Angst und Kleinmut:
„Furcht raubt Kraft, Überlegung, Verstand, Entschlossenheit, genug alle Vorzüge des menschlichen Geistes, und es sollte einer der ersten Grundsätze sein, dem Menschen die Furcht abzugewöhnen. Und leider tut man gewöhnlich gerade das Gegenteil!" (26)
Neben der Angst wirkten sich „Krankheitseinbildung und die Empfindelei" und die „Imaginationskrankheit" der „Hypochondristen" schädlich auf die Gesundheit aus:
„... ich habe eine Dame gekannt, die man nur mit einiger Aufmerksamkeit nach einem örtlichen Zufall zu fragen brauchte, um ihn auch sogleich zu erregen. Ich fragte nach Kopfweh und es entstand, nach Krämpfen in dem Arm, nach Schluchzen, und die Krämpfe und das Schluchzen waren auf der Stelle da."
Nach einigen weiteren Beispielen resümierte Hufeland:
„Der Schaden dieser Krankheitseinbildung liegt nicht allein darin, daß dadurch ewige Furcht und Angst unterhalten und manche Krankheit wirklich dadurch erzeugt wird, weil man sich einbildet, sie zu haben, sondern auch darin, daß nun das unnütze und widersinnige Medizinieren gar kein Ende nimmt, welchen den Körper noch schneller aufreibt, als die Krankheit selbst, wenn sie da wäre." (27)
Hufeland umriß in seiner für die breite Öffentlichkeit verfaßten Makrobiotik das Grenzgebiet zwischen Gesundheit und Krankheit, in dem Befindensstörungen und Neurosen angesiedelt sind. Diese wechseln im Gegensatz zu den genetisch determinierten Krankheiten ihre Erscheinungsform von Jahrzehnt zu Jahrzehnt. Wie ein Chamäleon passen sie sich den Zeitströmungen an. Was am Übergang des 18. zum 19. Jahrhundert als Empfindelei, Hypochondrie und Imaginationskrankheit erschien, wurde 80 Jahre später als Neurasthenie bezeichnet. Im 20. Jahrhundert wurde es vom Begriff der Neurose abgelöst, um während des Nationalsozialismus als „Willensschwäche der Minderwertigen" gedeutet zu werden. In der Nachkriegszeit als vegetative Dystonie interpretiert, bezeichnet man heute einige Erscheinungsformen des psychosomatischen Leidens als Somatisierungsstörung. In die Internationale Klassifikation psychischer Störungen (ICD 10) wurde der anhaltenden somatoformen Schmerzstörung die Ziffer F45.4 zugewiesen. Gleich wie die Leib-Seele Krankheiten bezeichnet wurden, der Schmerz erwies sich als ihr treuester Begleiter.

Der Aether gegen den Schmerz

Ein erster Meilenstein auf dem Weg zur schmerzlosen Operation gelang Humphry Davy (1778 – 1829) mit einer ausführlichen Publikation zu den Eigenschaften des Stickstoffs (28). Da das Lachgas den „physischen Schmerz" ausschalte, könne es bei chirurgischen Eingriffen eingesetzt werden. Diese Einsicht hatte er im Selbstversuch gewonnen. Als er unter dem Durchbrechen seiner Weisheitszähne litt, atmete er vier bis fünf Atemzüge Stickoxydul ein und wurde danach für kurze Zeit schmerzfrei. Auch andere Ärzte inhalierten Lachgas im Selbstversuch. Sie bemerkten die berauschende und narkotisierende Wirkung, die sie zugleich beunruhigte (29). Bevor Stickoxydul jedoch gezielt zur Schmerzbekämpfung eingesetzt wurde, machte es dem Namen „Lachgas" alle Ehre.

Das „laughing gas" wurde zu einer Attraktion auf Jahrmärkten und in öffentlichen Veranstaltungen. In Karikaturen verwandelten sich bösartig schimpfende Männer und Frauen in fröhliche und liebenswerte Menschen (30).

Eine bewußtseinsverändernde Wirkung war nicht nur vom Lachgas, sondern auch vom Aetherdampf bekannt. Der Chemiker Michael Faraday (1791 – 1867) beschrieb 1818 ausführlich eine dem Stickoxydul ähnliche Wirkung und verwies auf psychische und physische Nebenwirkungen. In einem Fall sei nach exzessiver Aetherinhalation eine 30stündige Bewegungslosigkeit eingetreten, die begleitende Bradykardie habe um das Leben des Patienten fürchten lassen (31). Obwohl Ärzte und Chemiker nahe daran waren, eine wirksame Inhalationsnarkose zu entwickeln und vereinzelt erfolgreiche Experimente im Tier- oder Menschenversuch vorgenommen wurden, dauerte es knapp drei weitere Jahrzehnte, bevor der Durchbruch gelang.

Am 30. September 1846 zog der Bostoner Zahnart William T. G. Morton (1819 – 1868) schmerzlos einen eitrigen Zahn unter Äthernarkose. Die Tagespresse veröffentlichte diese medizinische Sensation. Schon am 16.10.1846 konnte Morton die Wirksamkeit der Äthernarkose anläßlich der Entfernung eines Kiefertumors im Massachussets General Hospital unter Beweis stellen. Am folgenden Tag wurde eine Frau wegen eines Lipoms am Arm in Narkose operiert. Der Erfolg der Äthernarkose breitete sich wie ein Lauffeuer aus. Die Anästhesie wurde als Triumph der Wissenschaft und der Humanität gefeiert. Am 15. Dezember wurde der erste Patient in Paris narkotisiert, vier Tage später in London (32). Der Erlanger Chirurg Johann Ferdinand Heyfelder (1798 – 1869) führte die Narkose am 24. Januar 1847 in Deutschland ein. Innerhalb von knapp zwei Monaten hatte er 121 Kranke in Narkose operiert (33). Bedeutende französische und deutsche Chirurgen wie A. L. Velpeau (1795 – 1867) und J. F. Dieffenbach hatten sich anfänglich ablehnend zur neuen Methode geäußert, da sie Komplikationen fürchteten. Sie verwiesen auf eine mögliche „Erstickung" und die „Lähmung der Lungen vom Gehirn aus". Ein „Zustand der Unempfindlichkeit" vergleichbar einem „Wein- Bier- oder Branntweinrausch" sei schädlich, denn, so Dieffenbach, „würde man nicht einen Arzt, der einen Betrunkenen operieren wollte, für unwissend und gewissenlos erklären?" (34). Zum Beweis führte er Verletzungen bei schmerzbetäubten Betrunkenen an, diese seien mit höheren Komplikationen als bei Nüchternen behaftet.

Doch die Zweifel wichen innerhalb kurzer Zeit einer abgewogenen Zustimmung. 1847 leitete Dieffenbach seine Veröffentlichung „Der Aether gegen den Schmerz" mit folgenden Sätzen ein:

„Der schöne Traum, daß der Schmerz von uns genommen, ist zur Wirklichkeit geworden. Der Schmerz, dies höchste Bewußtwerden unserer irdischen Existenz, diese deutlichste Empfindung der Unvollkommenheit unseres Körpers hat sich beugen müssen vor der Macht des menschlichen Geistes, vor der Macht des Aetherdunstes. Wohin wird, oder wohin kann diese große Entdeckung noch führen? Durch sie ist die halbe Todesbahn zurückgelegt, der Tod hat nur noch sein halbes Grauen." (35)

Bei aller Zustimmung blieb Dieffenbach realistisch, er sah die Gefahren und warnte vor ihnen, denn „Uebertreibung der Aetherisation kann augenblicklichen Tod herbeifüh-

Der Aether gegen den Schmerz

von

Johann Friedrich Dieffenbach.

Mit einer lithographischen Tafel.

(Der Ertrag ist für die Armen bestimmt.)

Berlin, 1847.

In Commission bei A. Hirschwald.

Titelblatt einer der ersten deutschen Veröffentlichungen zur Äthernarkose ren". Trotz der höheren Sterblichkeit der Narkotisierten sei der „Werth des Mittels bei schmerzhaften Operationen ein großer", bei umsichtiger Anwendung überwögen die Vorteile die möglichen Gefahren (36).

Vom Schlafmohn zum Aspirin

Die schlaffördernde Wirkung der Mohnkapseln war bereits seit dem Altertum bekannt. Allerdings ließ sich die Dosierung nur schwer berechnen, das Präparat konnte unwirksam bleiben oder unerwartet starke Wirkungen hervorrufen, unter Umständen sogar den Tod. Dem Paderborner Chemiker Friedrich Wilhelm Sertürner (1783 – 1841) kam das Verdienst zu, Morphin in reiner Form darzustellen. 1806 fügte er dem Rohopium Ammoniak zu und konnte dadurch einen kristallinen Rückstand gewinnen. Durch Selbstversuche stellte Sertürner fest, daß es sich um den wirksamen Extrakt des Opiums handeln mußte. Die Substanz nannte er nach dem griechischen Gott des Schlafes, Morpheus (37). Sertürner erprobte die Wirkung des Morphins im Tierversuch. Seine Entdeckung stellte einen wesentlichen Meilenstein in der Geschichte der pharmazeutischen Chemie dar. Nach dem der Lyoner Instrumentenmacher Charles Pravaz (1791 – 1853) im Jahre 1853 eine Spritze mit Hohlnadel entwickelt hatte, berichtete Alexander Wood (1817 – 1884) zwei Jahre später über eine wirksame Schmerzlinderung nach der Injektion von Opiaten bei Neuralgien und Gelenkentzündungen. Damit waren wichtige Voraussetzungen für die medizinische Anwendung des Morphins geschaffen.

Der Psychiater Joseph Schneiderlin führte die Kombination von Morphin und Skopolamin in die Therapie ein und konnte damit die tödlichen Komplikationen reduzieren. In die Gynäkologie fand Morphin durch Carl Joseph Gauss (1875 – 1957) Eingang, er erleichterte den Müttern die Geburt durch einen morphinbegleiteten „Dämmerschlaf". 1910 wurde das „Pantopon", ein wasserlöslicher Extrakt, auf den Markt gebracht, der eine weite Verbreitung fand. Das seit 1926 produzierte Dihydromorphin, das unter dem Namen Dilaudid in den Handel kam, sollte ein geringeres Suchtpotential haben. Die Meinungen darüber gingen jedoch auseinander (38).

Der Durchbruch, zu dem die Narkose der Chirurgie verholfen hatte, wirkte sich auf die pharmakologische Forschung aus. Sechs Jahrzehnte nach Entdeckung der Aethernarkose war der „schöne Traum" nicht nur für Operationskandidaten, sondern auch für schmerzgeplagte Schwerstkranke wahr geworden: Der Schmerz hatte seinen Schrecken verloren.

Aber der Schmerz begleitet den Menschen nicht nur während schwerer Krankheiten und „auf dem letzen Weg", sondern im Alltag. Seit Mitte der 80er Jahre des 19. Jahrhunderts wurde Salicylsäure in Deutschland und England mit gutem Erfolg bei Gelenkschmerzen und rheumatischem Fieber eingesetzt.

Populär wurde erst die Acetysalicylsäure, die 1899 von den Farbenfabriken Friedrich Bayer aus Elberfeld eingeführt wurde. Nun stand jedermann ein preiswertes und wirksames Schmerzmittel zur Verfügung. Der Schmerz, der die Menschen über Jahrtausende begleitet hatte, war überflüssig geworden. Nicht die moralische Läuterung und die Einsicht in die Endlichkeit des Lebens erleichterte den Schmerz, sondern ein Mittel,

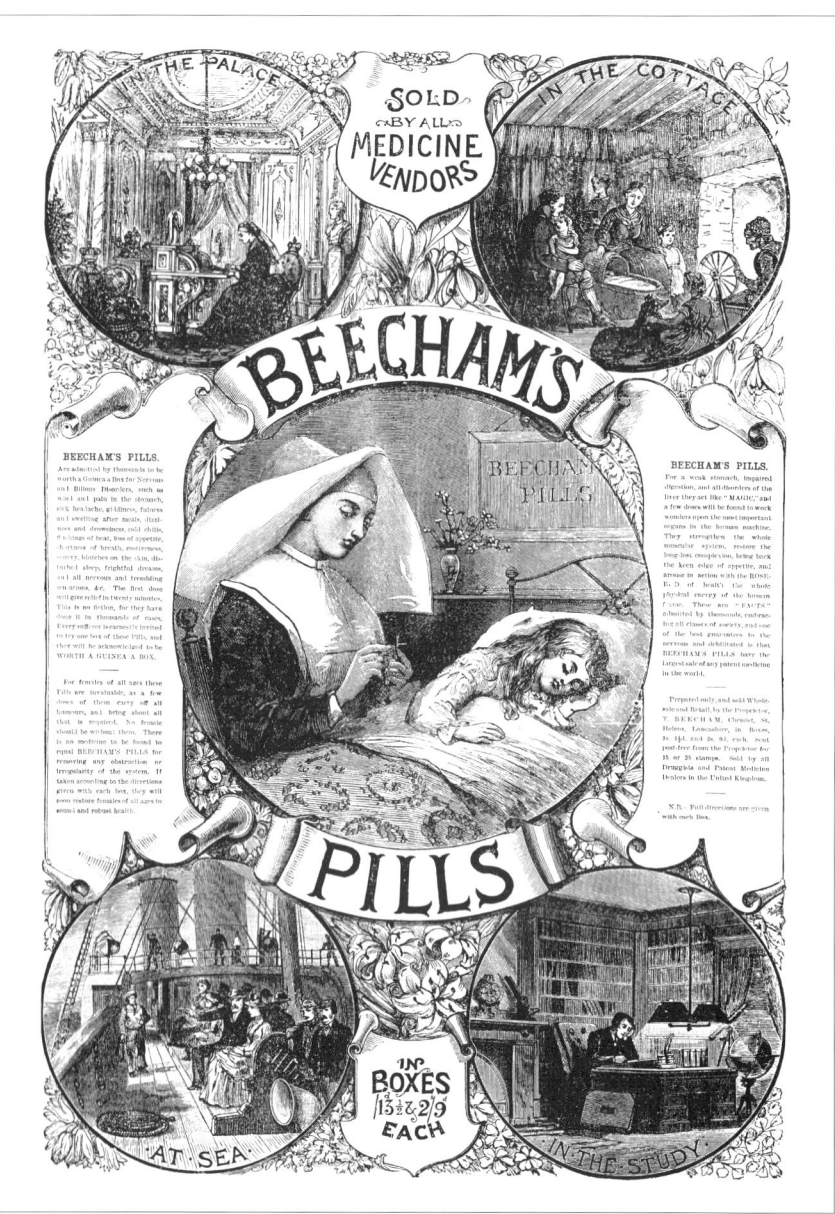

Das Versprechen rascher Schmerzlinderung an allen Orten: Beecham's Pills.
Quelle: Ganzseitige Anzeige in: The Illustrated London News, 23.10.1886, S. 439

das für einige Pfennige in der Apotheke zu kaufen war. Die industrielle Produktion von Aspirin ist das Zeichen eines kaum zu überschätzenden Umbruches: „Kein anderes Medikament ... hat sich so fest in unserer Kultur etabliert wie Aspirin. Aspirin ist jedoch viel mehr als das verbreitetste rezeptfreie Schmerzmittel. Es ist ein Symbol unseres unerschütterlichen Glaubens an einen chemischen Sieg über den Schmerz." (39) Aspirin und Morphin waren die Schlußsteine einer Säkularisation der Psyche. Mit ihrer Verbreitung wurde die „Seel-Sorge" scheinbar überflüssig.

Vom Kokain zum Procain

Der Name Karl Koller (1857 – 1944) ist eng mit der Begründung der Lokalanästhesie verbunden. In weiterem Sinne entsprach zwar die Anwendung des Torniquets bei Amputationen und die „Kälteanästhesie" von D. Larrey den Kriterien einer Regionalanästhesie, es handelte sich hierbei jedoch um zufällige Beobachtungen. Bereits in den 60er Jahren des 19. Jahrhunderts erschienen Veröffentlichungen, die auf die schmerzausschaltende Wirkung des Kokains hinweisen. Der in Wien arbeitende Sigmund Freud (1856 – 1939) hatte schon 1883 auf die Möglichkeit hingewiesen, Schleimhäute durch Aufbringung von Kokain unempfindlich zu machen. Koller träufelte Fröschen, Kaninchen und Hunden Kokainlösung in die Augen und bewirkte damit eine vollständige Anästhesie. Am 11. September 1884 operierte er einen Patienten, dem er Kokain in das Auge getropft hatte, mit gutem Erfolg. Nur vier Tage später ließ er seine Erfahrungen von einem Kollegen auf dem Kongreß der Augenärzte in Heidelberg verlesen (40). Ärzte, die sich auf die Behandlung von Erkrankungen der Harn- und Geschlechtsorgane und von Hals, Nase und Ohren spezialisiert hatten, griffen Kollers Erfindung rasch auf und bestätigten die Wirksamkeit. Damit fand die regionale Schmerzausschaltung Eingang in die Medizin. Nun bedurfte es lediglich eines Analogieschlusses, um Kokain auch in anderen Körperregionen einzusetzen.

1888 führte Maximilian Oberst die Anästhesie des Fingers in die Praxis ein, der Chirurg Ludwig Schleich (1859 – 1922) berichtete 1892 auf dem Chirurgenkongreß über gute Ergebnisse der Infiltrationsanästhesie mit verdünnten Kokainlösungen. Obwohl die regionale Schmerzausschaltung „in der Luft lag", setzte sie sich nicht ohne Widersprüche durch. Schleich erntete bei den Chirurgen anstelle der erwarteten Zustimmung lediglich Ablehnung. Zehn Jahre später hatte sich das Bild gewandelt, die Infiltrationsanästhesie gehörte nun zum Standardrepertoire der Chirurgie (41). Mit der Einführung des unschädlicheren Novocain (Procain) durch die Farbwerke Hoechst im Jahre 1905 konnte die Lokalanästhesie auch von praktischen Ärzten angewendet werden. Die Lektüre der Monographie des Zwickauer Chirurgen Heinrich Braun (1862 – 1934) versetzte sie in die Lage, die Vorteile der lokalen Betäubung für ihre Patienten nutzbar zu machen. Die weitere Entwicklung sei nur stichpunktartig erwähnt: 1908 entwickelte August Bier (1861 – 1949) die intravenöse Regionalanästhesie, in Deutschland fand die Kaudalanästhesie durch Walter Stoeckel (1871 – 1961) Eingang in die Therapie. 1911 beschrieben Georg Hirschel (1897 – 1963) und Dietrich Kulenkampff (1880 – 1963) unabhängig voreinander die Plexusanästhesie (42).

> **Schmelz,** s. Zahn.
> **Schmerz,** s. Empfindung, VI, pag. 625, 630, 640.
> **Schmiedekrampf,** s. Beschäftigungsneurosen, III, pag. 292.

„Der Schmerz verschwindet aus der Medizin" Quelle: Vgl. Anmerk. 43.

Der Schmerz verschwindet ... und kehrt zurück

Die Medizin hatte den körperlichen Schmerz besiegt. Das Problem des physischen Leidens schien gelöst. Bewältigungsmuster, die sich in Tausenden von Jahren herausgebildet hatten, waren von heute auf morgen überflüssig geworden. Für eine kurze Zeit wurde der Schmerz als wissenschaftliche Kategorie an den Rand der Medizin gedrängt. In der 3. Auflage von Albert Eulenburgs vielbändigem medizinischen Handwörterbuch wurde der Schmerz nicht mehr als Eigenbegriff aufgeführt. Der Leser wurde auf das Stichwort Empfindung verwiesen (43).

Dem unmittelbar folgenden Begriff „schnellender Finger" waren dagegen mehrere Seiten gewidmet. In dem Aufsatz über die Empfindung wurde der Schmerz nur kurz gestreift, der Leser erhielt Hinweise auf die Meßbarkeit des einfachen Schmerzes. Immerhin wies der Autor, der Neurologe Alfred Goldscheider (1858 – 1935), darauf hin, daß es einen „spontanen krankhaften Schmerz" gäbe, der „scharf begrenzt, diffus, durchschiessend, stechend, schneidend, brennend, bohrend, klopfend usw." sein könne. In unmittelbaren Zusammenhang damit erwähnte er die Parästhesien, diese „bilden eine sehr gewöhnliche Klage der Nervenkranken; sie finden sich am häufigsten bei Erkrankungen der peripherischen Nerven und des Rückenmarks, seltener des Gehirns; ferner auch bei Neurosen (Neurasthenie, Hysterie)" (44). In der 4. Auflage (1913) des zitierten Werkes wurde der Schmerz nicht einmal mit einem weiterführenden Hinweis erwähnt.

Trotz der Begeisterung der Ärzte für die Anästhesie und der von ihnen verordneten Medikamente litten viele Menschen unter Schmerzen. Nicht selten war der Schmerz mit Depression und Nervosität verbunden. Der Berliner Neurologe Hermann Oppenheim (1858 – 1919) betonte die Bedeutung nicht organisch begründeter Kopf- und Rückenschmerzen, die sich mit der „Druckempfindlichkeit aller oder einzelner Wirbel" verbänden und „irrtümlich auf ein Rückenmarksleiden" zurückgeführt würden. Er fuhr fort: „Sie können ihren Sitz in den Extremitäten, in der Abdominalgegend, in den Eingeweiden haben. Die neurasthenischen Schmerzen sind fast niemals sehr heftig, sie können wohl als heftig geschildert werden, ist man aber Zeuge des Anfalls, so gewinnt man nicht den Eindruck, daß der Kranke unter der Herrschaft eines vehementen Schmerzes steht. Eine Neuralgie (Ischias, Tic douloureux) kann sich sowohl mit der Neurasthenie verbinden, auch können sich auf dem Boden der Neurasthenie neuralgiforme Schmerzen an den verschiedensten Stellen entwickeln." (45)

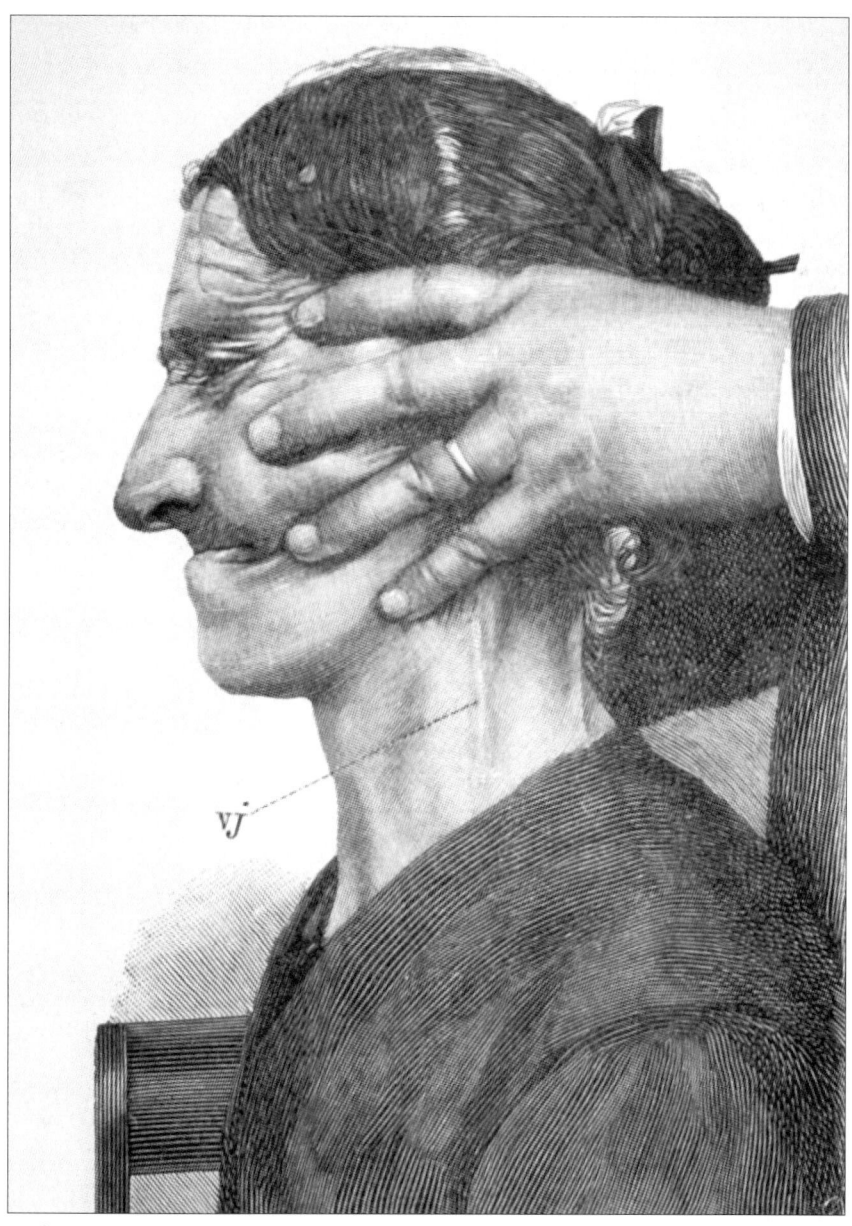

„Sofortige Schmerzstillung durch Handgriffe": Der Kopfstützgriff nach Naegeli.
Vgl.: Anmerk. 19, S. 47

Die Therapie war schwierig, sie fiel nicht mehr in das Gebiet der Chirurgen, zuständig waren Internisten und Nervenärzte. Zum Behandlungskonzept gehörten Gespräche, Ablenkung, körperliche Beschäftigung, der Aufenthalt auf dem Lande an „frischer Luft" und die Verordnung von Bäderkuren. Um die Jahrhundertwende wurden die Neurasthenie und der psychogene Schmerz zu Modekrankheiten (46).

„Nicht der Kopf, sondern die Hand macht den Arzt"

Der Schweizer Arzt Otto Naegeli veröffentlichte erstmals 1893 ein Buch über „Nervenleiden und Nervenschmerzen, ihre Behandlung und Heilung durch Handgriffe". Er wandte sich gegen Kritiker, die die Wirksamkeit seiner manuellen Therapie mit „Suggestion und Autosuggestion" erklärten und betonte, daß die Handgriffe die Durchblutung der Organe, Nerven und des Gehirns normalisierten. Die von ihm entwickelten Griffe, eine frühe Form der Chirotherapie, sollten die „Hyperaemia cerebri" beseitigen. Im Mittelpunkt stand die Extensionsbehandlung durch den „Kopfstützgriff", in dem Naegeli die wirksamste Form der manuellen Behandlung sah. Erfolge hatte Naegeli bei den verschiedensten Formen funktioneller Leiden und Schmerzzuständen: Brustschmerz, Lumbago, Kopfschmerz, Globus, Migräne, Nervenschmerzen, Neuralgien der Extremitäten und Geschlechtsteile, Ohrgeräusche, Intercostalneuralgie, Coccygodynie, Schlaflosigkeit, Schwindel (47). Die Aufzählung liest sich wie der Symptomenkatalog einer Somatisierungsstörung.

Während die rituelle Bewältigung und religiöse Sinngebung des Schmerzes durch den naturwissenschaftlichen Fortschritt überholt erschien, fand die ursprüngliche *Behandlung*, die den *zentralen Begriff der Medizin* ernst nahm, wieder Eingang in die Therapie. Die Wirksamkeit manueller Therapie beruhte auf der körperlichen Zuwendung zum Kranken und der Aufhebung der zwischenmenschlichen Distanz. Die Übertragung des Gesundungswillens vom Therapeuten auf den Kranken war und ist ein wichtiger Heilfaktor. Die Manualtherapie gehört damit zu den bewährten traditionellen Formen der *Behandlung*. Osteopathie, cranio-sacrale Techniken und die Chirotherapie haben ähnliche Wurzeln (48). Nicht immer sind sie dem Außenstehenden sichtbar. Um in der naturwissenschaftlichen Medizin bestehen zu können, haben die jeweiligen Schulen eine in sich geschlossene Terminologie entwickelt, die die anthropologische Konstante manueller Heilverfahren verdeckt.

Noch vor 40 Jahren, als die Manualtherapie ein Gebiet war, dem sich nur wenige Außenseiter widmeten, waren die Zusammenhänge zwischen psychosomatischer Krankheitsverursachung und Chirotherapie deutlicher (49). Der bereits oben zitierte Viktor von Weizäcker vertrat die Ansicht, das ganze Arztsein liege „in der Hand", mit der Hand wende sich der Heiler dem schmerzgeplagten Menschen zu: „Nicht der Kopf, sondern die Hand macht den Arzt, nicht mein Schmerz, sondern etwas, das schmerzt, macht meine Krankheit." (50) „Die Heilbehandlung besteht ja nur in einer Berührung zweier Menschen, und wie viele solcher Berührungen gibt es in Spiel, Streit und Liebe. Keine von diesen ist dieselbe, wie die dem Heiltrieb entsprossene Berührung. Die schmerzlindernde Berührung ist eine unvergleichbare, ganz in sich beruhende; sie hat freilich unzählige

Voraussetzungen, ohne die sie nie zustande käme; aber noch in viel höherem Grade ist sie selbst Voraussetzung dafür, daß jemand überhaupt helfen kann. Es ist ein ungeheures Rätsel, daß die berührende Hand den Schmerz verdrängen kann, aber die Tatsache, daß sie es kann, begründet fast die ganze Heilkunst. ... Sie ist in solchem Maße Tatererfahrung, daß ich sie immer nur so weit begreife, als ich sie tue, und nur in dem Augenblick ganz verstehe, wo sie an mir getan wird." (51)

Ein schmerzhafter Einschnitt: Der 1. Weltkrieg
Der 1. Weltkrieg brachte neue psychische Krankheiten und organische Schmerzerfahrungen hervor. 200.000 Soldaten entwickelten ein Krankheitsbild, bei dem psychogene Lähmungen und Zitteranfälle eine Rolle spielten. Da die epidemische Ausbreitung dieses Leidens die Kampfkraft gefährdete, wurden die Soldaten teilweise drakonischen und schmerzhaften Behandlungsverfahren unterzogen. Diese „Schmerztherapie" zeigte Wirkungen. Die Angst vor der Behandlung ließ den erneuten Kriegseinsatz als kleineres Über erscheinen.

In keinem Krieg zuvor wurden so viele Soldaten schwer verletzt. Dank der besseren medizinischen Versorgung überlebten weitaus mehr Verwundete. Georg Perthes (1869 – 1927) betonte, daß die Chirurgen mit „schweren Schmerzzuständen" konfrontiert waren, „die in früheren Kriegen nur selten beobachtet" worden seien. Der Schmerz derjenigen Soldaten, die von Nervenschüssen betroffen waren, hatte wegen der Häufigkeit, der enormen Heftigkeit und der sich über Jahre erstreckenden Dauer eine „überraschend große Bedeutung" gewonnen: „Es war besonders die ununterbrochen über Monate und Jahre sich erstreckende Dauer des Schmerzes und seine oft enorme Heftigkeit, die dazu führte, den Nervenschußschmerz gegenüber den vorübergehenden Schmerzen, die bei jeder Nervenverletzung aus irgendeinem Anlaß auftreten können, als besonderes Krankheitsbild aufzustellen." (52)

Der Chirurg Schlössmann hatte knapp 500 Soldaten nachuntersucht, die Nervenschüsse der Extremitäten erlitten hatten. Ein Viertel von ihnen litt unter Schmerzen, diese erreichten bei 5% eine „außerordentliche Heftigkeit, so daß das Krankheitsbild von ihnen beherrscht wurde". Bei einem Teil der Betroffenen entstand der Schmerz mit oder kurz nach der Verletzung, bei den anderen bildete sich die Symptomatik nach einer „Inkubationszeit" von drei bis acht Wochen. Es wurde angenommen, daß die später einsetzende Narbenbildung für die Schmerzen verantwortlich sei. Perthes schilderte das Leid der Verwundeten:

„Immer, sowohl bei frühem wie bei spätem Auftreten, setzt der Schmerz plötzlich ein, dann bleibt er an- und abschwellend ziemlich kontinuierlich bestehen. Er wird von den Verletzten als ziehend, reißend oder brennend, „wie glühendes Eisen", geschildert. Es kommt vor, daß er zeitweise nachläßt und dann wieder anfallsweise in Schmerzperioden von mehreren Stunden sich einstellt. Auch kommen zu dem gleichmäßig anhaltenden Schmerz zeitweise einzelne plötzliche Schläge von ganz außerordentlicher Heftigkeit hinzu, die sich zuweilen rasch hintereinander mehrmals wiederholen." (53)

Äußere Einflüsse könnten die Schmerzen verstärken, genannt wurden Witterungsumschlag, Wärme, Hauptmahlzeiten und Kaffee, psychische Aufregungen oder Geräusche. Der anhaltende Schmerz übe einen ungünstigen Einfluß auf die Psyche der Verletzten aus, dabei sei der Nervenschußschmerz das Primäre. Mit dieser Feststellung nahm Perthes die Soldaten vor dem Verdacht der Simulation in Schutz: „Es wäre eine unrichtige Auffassung, wenn man ihn unter Verkennung der Bedeutung der örtlich am peripheren Nerven vorliegenden Läsion als Folge einer „traumatischen Neurose" betrachten oder auf Hysterie zurückführen wollte." (54)

Perthes sah diese Schmerz als eine „schwere Kriegsfolge" an, die das Leben der davon betroffenen Soldaten „in eine ununterbrochene Qual" verwandele (55). Allerdings zeige die Erfahrung, daß die Schmerzen meist innerhalb eines Jahres verschwänden. Der Chirurg empfahl eine Anzahl unterschiedlicher Behandlungsverfahren, hierzu gehörten feuchte Wärme, Diathermie, Ruhigstellung, die unblutige Dehnung des Nerven und die Injektion von Morphium.

Zur Anwendung kamen die Neurolyse, die bei zwei Dritteln erfolgreich war, alternativ wurde auch die vollständige Durchtrennung des Nerven oder die „Durchfrierungsmethode", die auf den Tübinger Physiologen Wilhelm Trendelenburg zurückging, angewandt. Bei dem letzten Verfahren wurde der Nerv zeitweilig ausgeschaltet. In Extremfällen wurden die hinteren Rückenmarkswurzeln durchschnitten, eine nach Otfried Foerster (1873 – 1941) benannte Operationsmethode.

Drei Chirurgen – drei unterschiedliche Blickwinkel

Der Name des Chirurgen August Bier (1861 – 1949), der seit 1907 ein Ordinariat für Chirurgie an der Universität Berlin bekleidete, ist mit der Einführung der Lumbalanästhesie und der intravenösen Extremitätenanästhesie verbunden. Bier setzte sich auch theoretisch mit dem Schmerz auseinander.

„Der Schmerz, ein lebhaftes Unlustgefühl, bringt uns die drohende Gefahr zum Bewußtsein und drängt mit Ungestüm, sie zu vermeiden oder zu beseitigen. Nimmt man einem äußeren Körperteil das Schmerzgefühl, so geht er unweigerlich früher oder später zugrunde. Der Schmerz ist also der große Wächter und Erhalter unseres Lebens bzw. der äußeren Körperform." (56)

Die Schutzfunktion des Schmerzes erweise sich in der unterschiedlichen Lokalisation der Schmerzrezeptoren: „Dem jungen Studenten macht es einen unerwarteten und unauslöschlichen Eindruck, wenn er im Operationssaale sieht, daß man am wachen Menschen das bloßgelegte Gehirn, den großen Vermittler jeder bewußten Empfindung, betasten, schneiden und quetschen kann, ohne daß er etwas davon bemerkt." Das Gehirn sei schmerzlos, nicht aber der es umgebende Schutzpanzer: Aber auch die inneren Organe seien durch den Schmerz geschützt und könnten auf einen überladenen Magen, eine Darmentzündung oder einen Gallenstein reagieren. Bier schlußfolgerte: „Es scheint also hiernach, daß der Mensch nur diejenigen Schmerzen empfindet, die er fühlen muß." (57)

Allerdings gäbe es auch „Irrtümer der Seele". Hierunter verstand er die Verlegung des Schmerzen in einen „verkehrten Ort": Knieschmerzen bei Erkrankungen des Hüftgelenkes, Magenbeschwerden bei Entzündungen der Wirbelsäule oder Schulterschmerzen bei Gallensteinleiden. Auch sei der Schmerz „kein Maßstab für die Schwere eines Leidens" (58). So litten manche Menschen mit ausgedehnten Geschwülsten keine Schmerzen, erst die Komplikationen, ein Magendurchbruch oder die pathologische Fraktur als Folge der Metastase, machten auf das Leiden aufmerksam. Dagegen könnten die Schmerzen bei einem belanglosem Hühnerauge, eine Schrunde am After oder einem faulen Zahn „so gewaltig sein, daß sie den Menschen zur Verzweiflung" (59) brächten. Der Schmerz könne sich verselbständigen: „Bei gewissen Neuralgien sehen wir den Schmerz selbst zur Krankheit werden, ganz ähnlich wie den Husten." (60)

Nach Ansicht Biers waren Schmerz und Depression zwei Seiten einer Medaille. Dabei könnte der Schmerz zum Teil der Persönlichkeit werden, mit dem der Mensch im Gleichgewicht lebe. Als historische Quelle, die nicht frei von weiblicher Diskriminierung ist, mag die folgende Aussage gelten: „Zuweilen ist Pessimismus und Lebensmüdigkeit nur Mache und Theater. Dies möge folgendes Beispiel zeigen: Eine ältere Dame, das typische Bild eines Klageweibes, jammert über ihr körperliches Leiden und fleht mich an: „Herr Professor geben Sie mir Gift, damit ich meinem Leiden ein Ende machen kann." Ich antworte ihr: „Liebe Frau, ich operiere sie und mache sie dadurch wieder ganz gesund". Entsetzt ruft sie aus „Operieren, nein, daß ist mir zu lebensgefährlich!" (61)

Der Chirurg Ferdinand Sauerbruch, (1875 – 1951), der ab 1927 an der Berliner Charité wirkte, veröffentlichte 1936 gemeinsam mit dem Psychologen Hans Wenke (1903 – 1971) eine Monographie über den Schmerz. Die Publikation ist ebenso vom Zeitgeist geprägt wie die Ausführungen Biers. Für Sauerbruch war der Schmerz „Durchgangsstufe, Mittel der Werterfahrung, aber nie Selbstwert". Am Anfang der Geschichte des „abendländischen Kulturkreises" habe die „heroische Schmerzverachtung" gestanden, am Ende (1936!) stehe wiederum dasselbe Motiv (62). Die nationalsozialistische Zeitenwende hinterließ ihre Spuren. Der Schmerz, vor allem der nicht organische Schmerz, geriet noch stärker in den Verdacht der Simulation und der Minderwertigkeit. Demgegenüber gewann die Duldung des Schmerzes eine nationale Bedeutung: „Der Schmerz stellt in jeden Betracht den Menschen immer vor eine Entscheidung des persönlichen Willens. Er muß zu ihm Stellung nehmen; er muß sich entscheiden, ob er sich beugen oder ihn mannhaft und aufrecht ertragen oder mit ihm kämpfen will. Schmerz, Not und Leid können auch aus schwerem Erleben zu Neuem, Großem und Zukunfsfrohem führen. ... Der körperliche Schmerz erscheint, für sich betrachtet, oft grausam, aber wenn wir den Blick erweitern, kann es nicht verborgen bleiben, daß er einem übergeordneten Sinne dient. Wir erkennen, daß alles Große nur unter Schmerzen geboren wird ... Der Schmerz in der Wachstumsperiode, der Schmerz bei der Zeugung und Geburt sind nur in diesem Sinne weltanschaulich zu verstehen." (63)

Der weltanschaulichen Interpretation des Schmerzes durch Sauerbruch und Wenke entsprachen die pädagogischen Erziehungsziele der Jugend, die im Zusammenhang mit der psychologischen Kriegsvorbereitung standen.

Im gleichen Jahr legte der Pariser Chirurg René Leriche (1897 – 1955) die Ergebnisse einer langen Auseinandersetzung mit dem Schmerz vor. „La Chirurgie de la douleur" war bahnbrechend, erst die dritte Auflage wurde 1957 ins Deutsche übersetzt. Leriche löste sich von der religiösen oder weltanschaulichen Wertung des Schmerzes und stellte das Leiden des einzelnen Menschen in den Mittelpunkt: Unumwunden gab er zu, daß er vieles am Schmerz nicht verstehe, aber er wisse, „daß der Schmerz weder im Plan des Lebens noch in der physiologischen Ordnung vorgesehen" sei: „Ich verneine, daß der Schmerz, so wie z. B. das Sehen, der Geschmack oder das Gehör, ein unbedingt notwendiger Bestandteil des menschlichen Lebens ist." Und zu seinen Kritikern gewandt fuhr er fort: „Ich möchte meine Gegner auffordern, ein paar Tage lang in der Umgebung der Kausalgie-Leidenden, Amputierten und der Krebskranken zu leben, bevor sie darüber sprechen." (64)

Auf die Frage, was der Schmerz sei, antwortete Leriche:

„Für die Ärzte ... ist der Schmerz nur ein zufälliges, verdrießliches, beschwerliches, oft schwer zu unterdrückendes Symptom, daß aber meist keinen großen Wert hat, weder für die Diagnostik noch für die Prognose ... Dagegen scheint er bei einigen chronischen Zuständen die ganze Krankheit zu sein, ohne den diese nicht existieren würde. Trotz dieser harten Wirklichkeit sagen die Ärzte gerne, der Schmerz sei eine Abwehrreaktion, eine günstige Warnung, die uns vor den Gefahren der Krankheit auf der Hut sein läßt, daß er also nützlich, ich möchte sagen, notwendig sei. ... Ich denke hierüber ganz anders. Mit der glühenden Überzeugung eines Mannes, der ein Teil seines Lebens der Suche nach einer Linderung für die Leidenden gewidmet hat, möchte ich mich gegen diesen sonderbaren Irrtum wenden, dessen ganz unwahrscheinliche Beharrlichkeit ich nicht verstehen kann ..." (65)

Leriche forderte, daß man den „falschen Gedanken des wohltätigen Schmerzes" aufgeben müsse: „Der Schmerz ist immer ein unheilvolles Geschenk, das den Menschen in seinem Wert vermindert, das ihn kranker macht, als er ohne ihn wäre." (66)

Der Pariser Chirurg löste den Schmerz aus der Transzendenz, entkleidete ihn jedes religiösen Sinnes und bekämpfte die Auffassung, der Schmerz sei „eine Wohltat der moralischen Ordnung". Auch Ärzte irrten, sie betrachteten gerne „Prädisponierte als Neuropathen", die über ihre Kräfte litten. Leriche stellte nicht in Abrede, daß es derartige Menschen gäbe, aber in den meisten Fällen habe er nachweisbare Befunde erheben können, die den Schmerz erklärten. Befriedigt stellte er fest:

„Ich habe viel Hypotheken von Simulation gelöscht, und bin überzeugt, daß beinahe immer jene, die leiden, wirklich so leiden, wie sie es sagen, und daß sie, indem sie ihrem Schmerz eine extreme Aufmerksamkeit widmen, mehr leiden, als man sich vorstellen könnte. Es gibt nur einen Schmerz, der leicht zu ertragen ist, das ist der Schmerz anderer Menschen."

Der chronische, quälende Schmerz zerstöre den Menschen:

„Immer unnütz, macht er den Menschen ärmer. In kurzer Zeit macht er aus einem leuchtenden Geist ein gehetztes, auf sich selbst zurückgezogenes Wesen, das sich auf sein Übel konzentriert, egoistisch und indifferent allen und allem gegenüber ..." (67)

Leriche war seiner Zeit Jahrzehnte voraus. Als seine Beobachtungen erstmalig erschienen, war er ein Außenseiter, ein Arzt, der nicht belehren wollte, der weder pädagogische noch weltanschauliche oder sozialpolitische Intentionen hatte. Für ihn zählte nur der leidende Patient. Dabei mag er viele nicht organische Ursachen des Schmerzes übersehen haben: Den seelischen Schmerz, die Depression und den Hilferuf nach menschlicher Zuwendung. Schmerz erzwingt die Aufmerksamkeit der Gemeinschaft und weist dem Leidenden die zentrale Rolle zu. Im christlichen Kulturkreis ist Schmerz seit Alters her mit materiellem Nutzen verbunden. Schmerz und Krankheit berechtigte zur Aufnahme in die Hospitäler des Mittelalters und der Neuzeit, begründete Leistungen der Armenpflege und seit Ende des 19. Jahrhunderts der sozialen Versicherungen. Viel später wurde dafür der Begriff des sekundären Krankheitsgewinns geprägt.

Gibt es ein Leben ohne Schmerz?

Die rasche Entwicklung und Einführung neuer technischer Verfahren in die Medizin nährte die Hoffnung, viele Krankheiten endgültig ausrotten zu können. In der wissenschaftlichen und populären Literatur der Nachkriegszeit ist wieder und wieder von den „sensationellen Fortschritten" die Rede, die die Lösung sämtlicher menschlicher Lebensfragen nur noch als eine Frage der Zeit darstellten. In dem 1965 in Deutschland veröffentlichten Werk von Bernard Seeman „Über den Schmerz. Geschichte der Schmerzbekämpfung" wird dem Leser ein Blick in die Zukunft erlaubt:

„Die meisten ansteckenden Krankheiten, die unter den Menschen wüteten, sind heute eingedämmt oder werden es bald sein. Die Probleme von Geburt, Wachstum und Altern werden gelöst. ... Auch der Kampf gegen den Schmerz hat schnelle Fortschritte ... Heute nähern sich Wissen und Methoden einer solchen Präzision, daß fast für jedes Problem eine genau bestimmte Lösung gefunden werden kann ... Die Ursachen des Schmerzes können aus der Welt geschafft werden." (68)

Die hoffnungsfrohe Erwartung, den Sieg auf dem „Schlachtfeld des Kampfes gegen den Schmerz" mit den „Waffen" von „Biologie und Physik, neueste(n) technischen Verfahren und Produktionsmethoden" (69) davon tragen zu können, erwies sich als eine Täuschung. Bleibt man in der Sprache militärischer Metaphern, dann erlitt die naturwissenschaftliche Medizin auf diesem Schlachtfeld ihr „Waterloo". Die Erwartung, medizinischer Fortschritt ermögliche es, ohne jeglichen Schmerz zu leben, erwies sich als Illusion. Ganz im Gegenteil, der sinnentleerte Schmerz sollte in weitaus größerer Heftigkeit zurückkehren, er verbreitete sich „mit der Geschwindigkeit von Vorstadt-Einkaufszentren" (70).

Vergessen wir für einen Moment die philosophischen und anthropologischen Aspekte des Schmerzes, die uns von der Notwendigkeit und Ewigkeit des Schmerzempfindens überzeugen wollen und stellen wir uns folgende Frage:

Kann es etwas Erstrebenswerteres geben als ein Leben ohne Schmerzen? Die Antwort fällt leicht: Wohl kaum.

Aber sehen wir uns die scheinbar so erstrebenswerte Schmerzlosigkeit genauer an. Es gibt sie. Einige wenige Menschen können keine Schmerzen empfinden. Sie leiden an

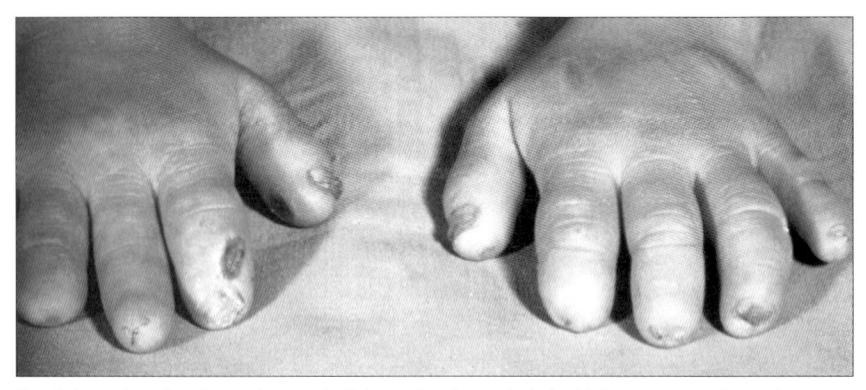

Die Schmerzlosigkeit hat verheerende Folgen: Durch wiederholte Verletzungen sind von den Fingern nur noch Stummel übrig geblieben. Quelle: Archiv der Orthopädischen Universitätsklinik Stiftung Friedrichsheim, Frankfurt/M. Herrn Prof. L. Zichner sei für die Überlassung der Fotografien gedankt.

einem Analgesiesyndrom. Die Veränderung ist selten, in der Weltliteratur liegen nur Einzelbeobachtungen vor, im angloamerikanischen Sprachraum wird sie als „congenital insensivity to pain" (71) bezeichnet. Die Ursache des „Syndroms der Schmerzunempfindlichkeit" ist nicht bekannt. Von klein auf bemerken die Kinder nicht, wenn sie sich verletzen. Schrunden durch eingerissene Fingernägel bleiben ebenso unbemerkt wie Prellungen und andere sonst schmerzhafte äußere Einwirkungen. Sobald die Kinder laufen, versagen die natürlichen und schmerzbedingten Reflexe der Überdehnung von Gelenkkapseln, Sehnen und Muskeln.

Während der Schmerz den Gesunden vor weiteren Schäden schützt, werden aus scheinbaren Bagatellen schwerwiegende Verletzungen. Zerstörerische Hitze wird als solche nicht erkannt, Verbrennungen bleiben schmerzlos. Kleinste Fremdkörper stören nicht, sie bleiben im Körper und entzünden sich. Schon die morgendlichen Verkrustungen der Augen werden verrieben, ohne die kleinen Verletzungen der scharfkantigen Kristalle zu bemerken. Kurz: Von morgens bis abends sind die Kinder Verletzungen ausgesetzt, die unbemerkt bleiben.

Die Folgen lassen sich leicht ausmalen: Es dauert nicht lange und der Körper ist von großen verstümmelnden Narben übersät. Eiterungen der Hände, des Gesichts und der Gelenke werden zu allgegenwärtigen Begleitern. Die Hände verkrüppeln, von den Fingern bleiben nur noch Stummel übrig, der Mund verkleinert sich, die Augenlider vernarben, die Gelenke werden durch wiederholte Traumen zerstört. Die Zerrüttung der Wirbelsäule kann zur Querschnittlähmung führen. Ein Leben, das auf den ersten Blick als verlockend erscheint, währt nicht lange, es endet schon bald im Siechtum. Gegenüber dem Syndrom der Schmerzlosigkeit erscheinen selbst die Erblindung oder die Gehörlosigkeit als leichte Behinderungen. Die Schmerzlosigkeit ist mit dem Leben nicht vereinbar.

Chronische Schmerzen fordern Empathie und kritischen Verstand

Der Schmerz wandelt sich mit der Zeit. D. Morris umriß die Bedeutung für die Gegenwart:

„Chronische Schmerzen gehören, wenn sie auch weit weniger spektakulär sind als Krebs oder AIDS, eindeutig zu den typischen Erkrankungen unsere Zeit. Es ist offensichtlich, daß bestimmte historische Epochen ... ihre spezifischen oder repäsentativen Krankheiten (besitzen). Lepra und Pest suchten die mittelalterliche Welt mit ihrem dämonischen Schrecken ebenso heim, wie der Wahnsinn die Renaissance beherrschte. Gicht ... spiegelte den weltlichen und hedonistischen Geist des 18. Jahrhunderts wider, während die Romantik eine weitverzweigten Mythos um die vergeistigende Wirkung von Tuberkulose spann ... Chronische Schmerzen, mysteriös, dumpf, aber nicht tödlich können als hervorstechende Krankheit unserer mittelmäßigen, privaten, von Safer Sex und Egozentrik geprägten Zeit gelten." (72)

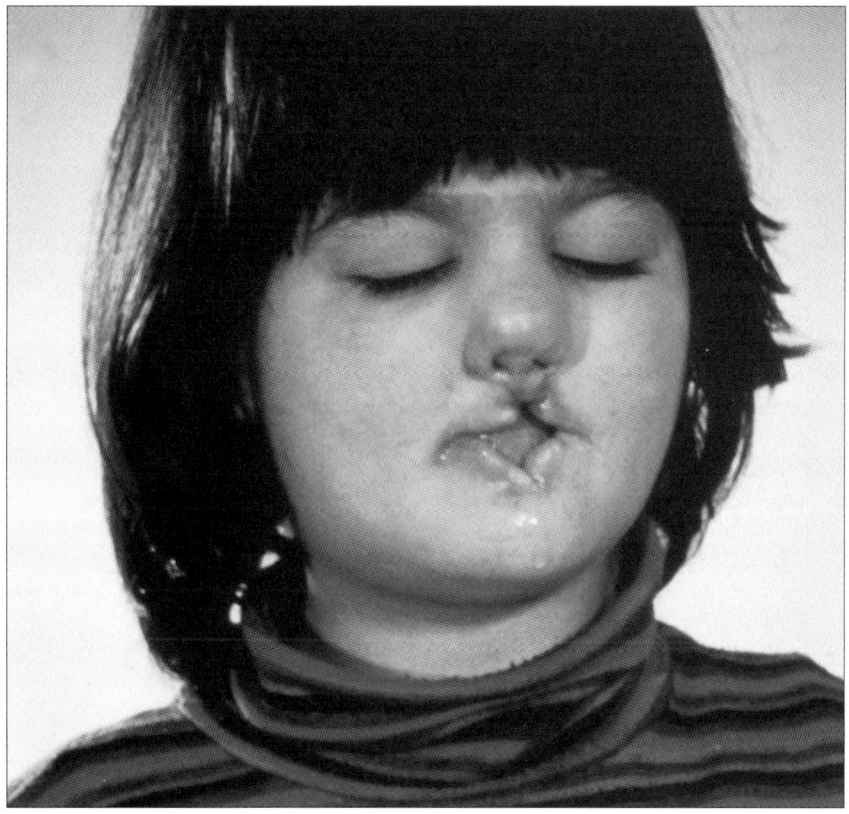

12jähriges Mädchen mit einem Analgesiesyndrom. Mund und Nase sind verstümmelt.

Man mag den einen oder anderen Einwand gegen die Aussage von Morris vorbringen, zweifellos hat der Schmerz eine weitaus höhere Bedeutung als noch vor einigen Jahrzehnten. Aufgabe der Medizin ist es, die physiologische und die gesellschaftliche Dimension des Schmerzes zu erforschen und dem leidenden Menschen zu helfen. Offensichtlich begünstigt das überwiegend technische Umgehen mit den Kranken die Ausbreitung chronischer Schmerzen. Es gibt keinen Grund, den Schmerz zu idealisieren oder zu mystifizieren. Gleichgültigkeit und emotionale Kälte können ebenso zu dessen Chronifizierung beitragen wie distanzloses Mitleid. Angesichts der großen Zahl Schmerzkranker gilt es, behutsam mit dem Phänomen Schmerz umzugehen. Ebenso gefährlich wie das Leugnen des Schmerzproblems ist das Gegenteil, die kritiklose Überschätzung. Wenn sich in Zukunft die Empathie des Arztes mit dem kritischen Verstand des Forschers verbindet und die Bereitschaft besteht, Therapiekonzepte zu überdenken, dann dürfte es möglich sein, vielen Patienten bei der Bewältigung ihres Schmerzproblems wirksam zu helfen.

Danksagung: Herrn Dr. Franz Dumont, Mainz, sei für kritische Hinweise und Korrekturen herzlich gedankt.

Literatur

1 Porter, R.: Pain and Suffering. In: Companion encyclopedia of the history of medicine. Bd. 2, London, New York 1993, S. 1574
2 Fischer-Homberger, E.: Hunger-Herz-Schmerz-Geschlecht. Brüche und Fugen im Bild von Leib und Seele. Bern 1997, S 134 – 136
3 Weizäcker, V.: Stücke einer medizinischen Anthropologie (1927). In: Ders.: Arzt und Kranker. 2. Aufl. Leipzig 1941, S. 89
4 Hauswirth, W. W. et al.: 8000-year-old brain tissue from the Windover site: Anatomical, cellular, and molecular analysis. In: Ortner, D. J.; Aufderheide, A. C. (Hg.): Human Paleopathology. Current Syntheses and Future Options. Washington, London 1991, S. 63
5 Keller, F. B. (Hg.): krank warum? Vorstellungen der Völker, Heiler, Mediziner. (Ausstellungskatalog, Dt. Hygienemuseum 9.3. – 16.7.1995) Ostfildern 1995. Bartels, M. Die Medicin der Naturvölker. Ethnologische Beiträge zur Urgeschichte der Medicin. Leipzig 1893, S. 10 – 44. Sigerist, H. E.: Anfänge der Medizin. Zürich 1963
6 Schipperges, H.: Vom Wesen des Schmerzes. In: Putscher, M. (Hg.): Kölner medizinhistorische Beiträge. Bd. 52, S. 2
7 Fischer-Homberger, E., wie Anmerk. 2
8 Morris, D. B.: Geschichte des Schmerzes. Frankfurt/M 1996, S. 13
9 Buytendijk, F. J. J.: Über den Schmerz. Bern 1948, S. 12
10 Ebenda, S. 14
11 Ebenda, S. 15
12 Brandt, L. (Hg.): Illustrierte Geschichte der Anästhesie. Stuttgart 1997, S. 31
13 Dieffenbach, J. F.: Der Äther gegen den Schmerz. Berlin 1847, S. 3

14 Brandt, L. (Hg.), wie Anmerk. 12
15 Dieffenbach, J. F., wie Anmerk. 12, S. 4 Im Original steht diese Aussage im Genitiv.
16 Ebenda, S. 5
17 Stromayr, C.: Practica copiosa von dem Rechten Grundt Deß Bruch Schnidts (1559). Reprint der Handschrift und Kommentarband. Hrsg und eingel. v. W. F. Kümmel unter Mitwirkung v. G. Keil und P. Profft. München 1983
18 Seifert, E.: Der Wandel im menschlichen Schmerzerleben. München 1960, S. 73
19 Keil, G.: Sogenannte Erstbeschreibung des Phantomschmerzes von Ambroise Paré. In: Fortschr. Med. 108 1990, Nr. 4, S. 62 – 66
20 Heister, L.: Chirurgie in welcher alles was zur Wundarzney gehöret, Nach der neusten und besten Art, gündlich abgehandelt ... Neue viel vermehrte und verbesserte Auflage. Nürnberg 1770, S. 13
21 Ebenda, S. 171
22 Ruisinger, M. M.: Da hilft nur noch die Säge. Die Handhabung der Amputation bei Lorenz Heister. In: Zichner, L. et al. (Hg.): Geschichte operativer Verfahren an den Bewegungsorganen. Jahrbuch Bd. 2. Deutsches orthopädisches Geschichts- und Forschungsmuseum. Darmstadt 2000, S. 19
23 Böhler, L.: Technik der Knochenbruchbehandlung im Frieden und im Kriege. Wien 1943, 9. – 11. Aufl., 1. Bd., S. 29
24 Brunn, W. v.: Kurze Geschichte der Chirurgie. Berlin 1928, S. 260
25 Nissen, H.: Operationsdauer (1958). In: Fünfzig Jahre erlebter Chirurgie. 1988, S. 263 – 271
26 Hufeland, C. W.: Makrobiotik oder die Kunst das menschliche Leben zu verlängern (8. Aufl., Stuttgart 1860); Neuauflage hrsg v. F. Lejeune, Stuttgart 1958, S. 136.
27 Ebenda, S. 143
28 Davy, H.: Researches, chemical and philosophical; chiefly concerning nitrous oxide, dephlogisticated nitrous air, and its respiration. London 1800. Davy war ein bedeutender Wissenschaftler seiner Zeit, 1820 wurde er Präsident der Royal Society
29 Keyes, T. E.: Die Geschichte der chirurgischen Anaesthesie. Berlin, Heidelberg, New York 1968, S. 34 – 35.
30 Brandt, L. (Hg.), vgl. Anmerk. 12, S. 60
31 Keys, T. E., vgl. Anmerk. 29, S. 36 – 37
32 Ebenda, S. 44 – 50
33 Heyfelder, (J. F.): Die Versuche mit dem Schwefeläther und die daraus gewonnenen Resultate in der chirurgischen Klinik zu Erlangen. Erlangen 1847. Einen sehr guten Einblick in die Entwicklung der Anästhesie gibt die folgende übersichtliche und hervorragend illustrierte Publikation Schulte am Esch, J.; Goerig, M. (Hg.): The history of anaesthesia. Catalogue. Museum für Kunst und Gewerbe, Hamburg 1997. Zu Heyfelder s. S. 16
34 Zitiert nach: Bergson, J.: Die medizinische Anwendung der Aether-Daempfe in Bezug auf Physiologie, operative Chirurgie, Nervenpathologie, Psychiatrie, Geburtshülfe, Zahn- und Theirheilkunde ... Berlin 1847, S. 22

35 Dieffenbach, J. F., vgl. Anmerk. 13
36 Ebenda, S. 227 – 228
37 Keys, T. E., vgl. Anmerk. 29, S. 60
38 Schulte am Esch, J.; Goerig, M. (Hg.), vgl. Anmerk. 33, S. 12 – 13
39 Morris, D. B., vgl. Anmerk. 8, S. 88
40 Brandt, L. (Hg.): vgl. Anmerk. 12, S. 232. Schulte am Esch, J.; Goerig, M. (Hg.), vgl. Anmerk. 33, S. 33. Braun, H.: Die Lokalanästhesie, ihre wissenschaftlichen Grundlagen und praktische Anwendung. 4. Aufl., Leipzig 1914. Keys, T. E., vgl. Anmerk. 29, S. 61 – 69
41 Schleich, C.-L.: Besonnte Vergangenheit. Berlin 1922.
42 Schulte am Esch, J.; Goerig, M. (Hg.), vgl. Anmerk. 33, S. 38 – 42
43 Eulenburg, A (Hg.).:Real-Encyclopädie der gesammten Heilkunde. 3. Aufl. Berlin, Wien 1899, Bd. 22, S. 22
44 Goldscheider, A.: Empfindung. In: Ebenda, Bd.6, S. 641 – 642
45 Oppenheim, H.: Lehrbuch der Nervenkrankheiten. 6. Aufl., Bd. 2, Berlin 1913, S. 1477
46 Radkau, J.: Das Zeitalter der Nervosität. Deutschland zwischen Bismarck und Hitler. München, Wien 1998.
47 Naegeli, O.: Nervenleiden und Nervenschmerzen ihre Behandlung und Heilung durch Handgriffe. 3. Auflage. Jena 1906
48 Cramer, A.; Doering, J., Gutmann, G.: Geschichte der manuellen Medizin. Berlin, Heidelberg, New York 1990
49 Kersten, F.: Die Heilkraft der Hand am Menschen in den Nöten unserer Zeit. Grundlagen und Verbedingung einer Behandlung. 2. Aufl. Ulm 1962. Derbolowsky, U.: Chirotherapie. Eine psychosomatische Behandlungsmethode. Ulm 1963
50 Weizäcker, V., vgl. Anmerk. 1, S. 90
51 Ebenda, S. 90
52 Perthes, G.: Behandlung von Schmerzzuständen nach Nervenschüssen. In: 53 Schjerning, O. v. (Hg.): Handbuch der Ärztlichen Erfahrungen im Weltkriege 1914/18. Bd. 2, Leipzig 1922, S. 621
53 Ebenda, S. 621 – 622
54 Ebenda, S. 622
55 Ebenda, S. 621
Schlössmann: Der Nervenschußschmerz Springer 1917. Ders. Zschr. ges. Neurol. Psych. 35 H 5; Ergeb. Chir. Orth. 12 1920, S. 548
56 Bier, A.: Die Seele. 11. Aufl. München 1951, S. 99
57 Ebenda, S. 99
58 Ebenda, S. 100
59 Ebenda, S. 101
60 Ebenda, S.100
61 Ebenda, S. 124

62 Sauerbruch, F.; Wenke, H.: Wesen und Bedeutung des Schmerzes. Berlin 1936, S. 111 – 112
63 Ebenda, S. 117 – 118
64 Leriche, R.: Chirurgie des Schmerzes. Leipzig 1958, S. VIII
65 Ebenda, S. 3
66 Ebenda, S. 4
67 Ebenda, S. 4 – 5
68 Seeman, B.: Über den Schmerz. Geschichte der Schmerzbekämpfung. Heidelberg 1965, S. 158
69 Ebenda, S. 165
70 Morris, D. B., vgl. Anmerk. 8, S. 82
71 Greider, T. D.: Orthopedic aspects of congenital insensivity to pain. In: Clin. Orthop. 172 1983, S. 177 – 185
72 Morris, vgl. Anmerk., S. 94

Pathophysiologie von Schmerz und Nozizeption
Walter Magerl

Grundlagen der Organisation des nozizeptiven Systems
Das nozizeptive System ist eine Modalität des somatosensiblen Systems. Das Prinzip der Organisation der nozizeptiven Verschaltung vom peripheren Rezeptor bis zum Kortex lässt sich vereinfacht als eine Neuronenkette aus vier Neuronen verstehen. Diese besteht aus einem peripheren Neuron sowie drei zentralnervösen nozizeptiven Neuronen, einem spinalen, thalamischen und kortikalen Neuron. Tatsächlich erfolgt die synaptische Weiterschaltung jedoch auf der jeweiligen Höhe der Neuraxis fast immer polysynaptisch über ein Netzwerk intrinsischer exzitatorischer und inhibitorischer Neurone, und bietet damit ausgedehnte Möglichkeiten der Modulation der nozizeptiven Übertragung.

Das nozizeptive Neuron – der periphere Abschnitt des nozizeptiven Systems
Die Detektion nozizeptiver, d. h. akut oder potentiell schädigender Reize, erfolgt durch Nozizeptoren, spezialisierte primäre Afferenzen, die eine oder mehrere nozizeptive Submodalitäten rezipieren (mechanisch, thermisch, chemisch), eine Eigenschaft, die wir als *Polymodalität* der Nozizeption bezeichnen. Nozizeptoren sind jedoch entgegen weitverbreiteter Meinung keine einheitliche Klasse von polymodalen Sensoren, sondern weisen eine Unterteilung in viele Subgruppen mit einem hohen Maß an rezeptiver und funktioneller Spezifität auf, einige Nozizeptorklassen (stumme Nozizeptoren) sind unter normalen physiologischen Bedingungen gar überhaupt nicht oder nur sehr schwer erregbar (Schmidt et al. 1995).

Nozizeptoren können i. d. R. bereits durch Reize erregt werden, die deutlich unterhalb der subjektiven Schmerzschwelle liegen (vgl. Treede et al. 1998). Die Schwelle zur Erregung eines Nozizeptors ist daher nicht unmittelbar synonym mit der subjektiven Schmerzschwelle. Letztere ist i. d. R. deutlich höher als die Nozizeptorschwelle und abhängig von der räumlichen Summation nozizeptiver Erregung. Erst bei Summation nozizeptiver Reize über größere Gewebsareale nähert sich die Schmerzschwelle der Nozizeptorschwelle an. Dieses Phänomen ist jedermann leicht nachprüfbar am Beispiel des wahrgenommenen Hitzeschmerzes bei einem heißen Bad.

Die Weiterleitung nozizeptiver Erregung erfolgt parallel durch schnellleitende dünn bemarkte Aδ-Faser Nozizeptoren und marklose C-Faser Nozizeptoren. Subjektiv entspricht dieser doppelten peripheren Schmerzleitung bei genügender Nervenlänge (z. B. bei Reizung der Hand) eine doppelte Schmerzempfindung *(erster und zweiter Schmerz)*. C-Faser Nozizeptoren weisen häufig eine sehr niedrige Erregungsschwelle auf und spielen daher eine bevorzugte Rolle bei der Detektion schwacher nozizeptiver Reize. Die i. d. R. höherschwelligen Aδ-Faser Nozizeptoren spielen dagegen eine bevorzugte Rolle bei deutlich überschwelligen noxischen Reizen und spielen daher eine bevorzugte Rolle bei der Verarbeitung starker nozizeptiver Reize und der Initiierung schneller Schutzreaktionen (Wegziehreflexe). Geeignete kontrollierte Stimulation, z. B. durch laserinduzierte Hitzereize, erlaubt die Prüfung der Funktionstüchtigkeit der peripheren und zentralen nozizeptiven Bahnen mittels der Auslösung nozizeptiver laserevozierter Potentiale (Treede 1996, Magerl et al. 1999).

Nozizeptoren zeigen, ebenso wie die Rezeptoren aller anderen Sinnessysteme, ein deutliches Nachlassen der Erregbarkeit bei andauernder Reizung (Adaptation) und/oder wiederholter Reizung (Habituation). Im Gegensatz zu allen anderen Sinnessysteme besitzen dagegen nur Nozizeptoren die Fähigkeit, ihre Empfindlichkeit zu erhöhen (Sensibilisierung). Eine Sensibilisierung kann eintreten infolge einer vorhergegangenen sehr starken Stimulation oder nach Gewebsverletzungen, beispielsweise nach Verbrennungen oder infolge entzündlicher Veränderungen. Bei Entzündung und Gewebszerstörung spielen vor allem freigesetzte Gewebshormone wie Bradykinin, Serotonin und – vor allem in tiefen Geweben – Prostaglandine eine Rolle bei der Sensibilisierung von Nozizeptoren. Dabei können einerseits bereits erregbare Nozizeptoren in ihrer Erregbarkeit gesteigert sein als auch vorher nicht erregbare stumme Nozizeptoren durch Sensibilisierung rekrutiert werden. Gesteigerte Expression von Nervenwachstumsfaktor („nerve growth factor", NGF) kann zu längerdauernden Steigerungen der Hitze- und Chemosensitivität durch Hochregulation bzw. zur de novo Expression von normalerweise nicht vorhandenen Membranrezeptoren und damit zu einer Veränderung des Nozizeptorphänotyps führen (Lewin und Mendell 1993). Diese Veränderungen betreffen vorwiegend die Steigerung der Hitze- und Chemosensibilität von Nozizeptoren, mit der subjektiv eine gesteigerte Schmerzhaftigkeit ausschließlich im Bereich der Schädigung einhergeht *(primäre Hyperalgesie)*. Für die gesteigerte Schmerzhaftigkeit gegenüber mechanischen Reizen gibt es jedoch kein adäquates bekanntes Korrelat der Sensibilisierung nozizeptiver primärer Afferenzen. Das Kardinalzeichen einer entzündlichen Sensibilisierung primär afferenter Nozizeptoren ist daher immer eine Erniedrigung der Schmerzschwelle für noxische Hitzereize und eine Steigerung der Schmerzhaftigkeit überschwelliger noxischer Hitzereize (thermische Hyperalgesie).

Viele Nozizeptoren enthalten Neuropeptide (z. B. Substanz P, Calcitonin-Gene-Related Peptide), und erfüllen neben der afferenten Funktion durch Sekretion dieser Peptide auch eine efferente Funktion, die dem Schutz des stimulierten Gewebes dient *(neurogene Entzündung)*. Diese nozifensive Funktion spielt eine Rolle bei der Initiierung von akuten nichtseptischen Entzündungsreaktionen und der Regeneration des innervierten Gewebe durch eine Steigerung der Gewebsdurchblutung (arterioläre Vasodilatation) und der Durchlässigkeit der Gefäßwände (venoläre Plasmaextravasation), Chemotaxis und Erleichterung der Anheftung an bzw. Durchtritt durch die Gefäßwände für zirkulierende Immunzellen sowie Aktivierung gewebsständiger Immunzellen (z. B. Degranulation von Mastzellen). Das Neuropeptid Substanz P stimuliert außerdem die Proliferation des innervierten Gewebes. Diese nozizeptorabhängige neurogene Entzündung dient daher in der Regel dem Schutz der innervierten Gewebe. Nozizeptiv denervierte Gewebe zeigen dementsprechend trophische Veränderungen und Störungen der Wundheilung (Maggi et al. 1987). Bei langdauernden Entzündungen, z. B. im Rahmen einer Arthritis, kann die neurogene Entzündung jedoch auch zur Steigerung der Entzündungsreaktion und der damit verbundenen Gewebsdestruktion beitragen (Levine et al. 1984).

Pathophysiologie primär afferenter nozizeptiver Neurone

Die Schädigung eines peripheren Nerven führt primär zu einer Reduktion der Schmerzempfindlichkeit infolge einer Reduktion der Anzahl funktionstüchtiger nozizeptiver Axone. Diese kann im günstigsten Fall, bei unbeeinträchtigter Regeneration und Erreichen der ursprünglichen Innervationsgebiete, weitgehend wiederhergestellt werden. Adaptive Veränderungen am primär afferenten nozizeptiven und der synaptischen Übertragung auf die spinalen nozizeptiven Neuronen können jedoch auch zu gravierenden Veränderungen der nozizeptiven Funktion führen.

Die im Verlauf der Waller'schen Degeneration des abgetrennten peripheren axonalen Anteils freigelegten Grenzflächen zwischen den ursprünglich vorhandenen Axonen und den sie umgebenden Satellitenzellen (insbesondere der Schwann'schen Zellen) führen zur Freilegung von Rezeptoren für Nervenwachstumsfaktor (NGF) sowie einer ge-

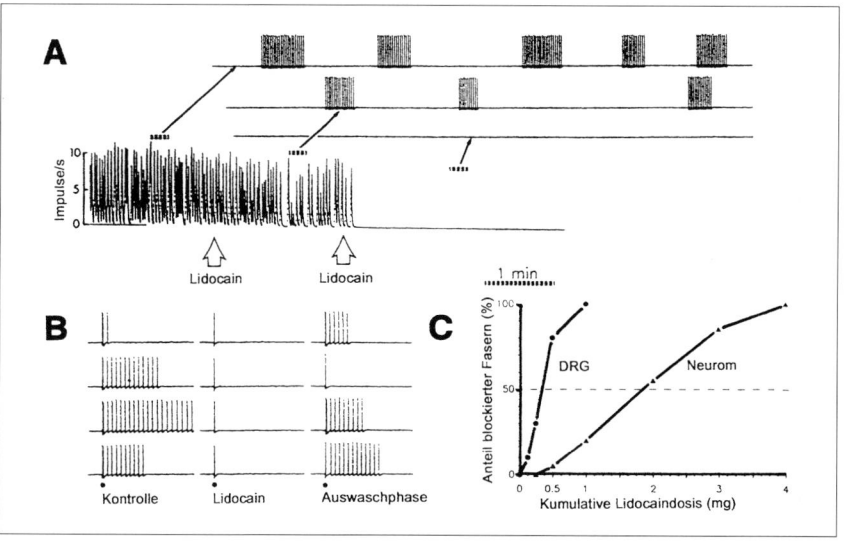

Abb. 1 Beispiel der Entladungen eines geschädigten, spontanaktiven Axons nach Ligatur des Nerven. (A) Das Axon zeigt eine pathologische Spontanaktivität, die vorwiegend in Entladungssalven besteht. Einwaschen eines Lokalanästhetikums (Lidocain) zur Verringerung der funktionellen Na+-Kanaldichte verringert zunächst die Entladungshäufigkeit, und unterdrückt die Spontanentladungen bei einer zusätzlichen Applikation vollständig. (B) Elektrische Stimulation erzeugt pathologische salvenartige Entladungen, die sich unter Lidocain normalisieren, und nach Auswaschen wieder auftreten. (C) Reduktion der pathologischen Entladungen als Funktion der Lidocain-Dosis. Eine Normalisierung tritt am Zellkörper der Hinterwurzelganglienzellen bei deutlich niedrigeren Dosen ein, als im Neurom. Modifiziert nach Devor et al., 1992.

steigerten Produktion von NGF, das teils an diese Rezeptoren gebunden wird und der Markierung des Regenerationswegs für die aussprossenden Axone dient und teils von diesen aussprossenden Endigungen aufgenommen wird, und, nach retrogradem Transport zum Zellkörper, der verstärkten Synthese von Proteinen dient, die zur Wiederherstellung der neuronalen Funktion benötigt werden, wie z. B. Membranrezeptoren und Ionenkanälen. Diese Hochregulation des neuronalen Metabolismus wird bei Erreichen der ursprünglich innervierten Zielgebiete wieder normalisiert. Bei Nichterreichen der Zielgebiete (z. B. bei Bildung eines Neuroms) treten jedoch Abweichungen von der normalen Nervenfunktion ein:
- denervierte Areale werden in den Randgebieten von Aussprossungen benachbarter Nervenäste erobert („kollaterale Sprossung");
- die Freisetzung von NGF durch periphere Satellitenzellen persistiert;
- die hochgeregelte Produktion von Proteinen des geschädigten Neurons persistiert, mit der Folge einer erhöhten Membrandichte von Rezeptoren und Ionenkanälen;
- die erhöhte Dichte an schnellen Natriumkanälen führt zu einer gesteigerten Erregbarkeit und erhöht die Wahrscheinlichkeit hochfrequenter Entladungssalven im Bereich des Neuroms, vor allem aber am Zellkörper selbst, der sich in den Hinterwurzelganglien befindet (Devor et al. 1992, Abb.1).

Nozizeptoren können ebenfalls eine, normalerweise nicht bestehende, direkte oder indirekte Erregbarkeit durch sympathische Aktivität entwickeln, u. a. führt
- die Rekapitulation entdifferenzierter Phasen der neuronalen Entwicklung im Zuge der Regeneration zur de novo Expression inadäquater Membranrezeptoren (z. B. noradrenerger Rezeptoren) (Sato und Perl 1991);
- Zellkörper im Hinterwurzelganglion werden von sympathischen Endigungen korbartig umlagert (McLachlan et al. 1993);
- Hinterwurzelganglienzellen können eine pathologische Erregbarkeit gegen pulsatile Schwankungen der arteriellen Versorgung des Hinterwurzelganglions entwickeln (Häbler et al. 2000).

Die phänotypischen Veränderungen nozizeptiver Afferenzen können also in verschiedenster Weise zu pathologischer oder pathologisch gesteigerter Erregbarkeit führen. Diese Veränderungen können im Fall persistierender Entzündungen sogar nicht-nozizeptive (mechanorezeptive) Aβ-Neurone mit einbeziehen, die einige quasi-nozizeptive Eigenschaften annehmen (z. B. Expression des Neuropeptids Substanz P, Neumann et al. 1996). Auf der Wahrnehmungsebene entspricht dieser Veränderung die Entwicklung einer langsam ansteigenden schmerzhaften Überempfindlichkeit bei wiederholten taktilen Reizen (Ma und Woolf 1996).

Pathophysiologie der spinalen nozizeptiven Organisation
Primäre Afferenzen erreichen das Rückenmark über die Hinterwurzeln mit einer neuroanatomisch klaren Gliederung. Bereits in der Hinterwurzeleintrittszone findet sich eine klare Trennung nozizeptiver und nicht-nozizeptiver Bahnen, wobei nozizeptive Bahnen das Rückenmark lateral erreichen, nicht-nozizeptive Bahnen dagegen medial. Aδ-Faser Nozi-

zeptoren enden bevorzugt in den äußersten Schichten (Lamina I, nach Rexed) oder in tiefen Schichten des Hinterhorns (Lamina V), C-Faser Nozizeptoren erreichen dagegen bevorzugt Lamina II, eine Schicht, in der sich viele kleine Interneurone befinden, die diese Zone gelartig transparent erscheinen lassen (Substantia gelatinosa). Nicht-nozizeptive Axone von Mechanorezeptoren enden getrennt von den nozizeptiven Eingängen in mittleren Schichten des Hinterhorn. Diese klare neuroanatomische Segregation von nozizeptivem und nicht-nozizeptiven System kann nach Schädigung des peripheren Nerven oder nach direkten Verletzungen des Rückenmarks infolge einer intraspinalen Aussprossung und Reorganisation des Hinterhorns teilweise verloren gehen (Doubell et al. 1997)

Die synaptische Übertragung des Rückenmarks ist keine einfache Umschaltung, sondern ein polysynaptischer Prozeß, bei dem ein komplexes Wechselspiel segmentaler erregender und hemmender Interneurone die nozizeptive Aktivität ausformt, die von den Projektionsneuronen zu supraspinalen Zentren weitergeleitet wird. Die Substantia gelatinosa nimmt dabei eine Sonderstellung ein.

Zwei Typen von nozizeptiven Rückenmarksneuronen lassen sich unterscheiden: hochschwellige Neurone, die nur durch noxische Reize substantiell erregt werden können (nozizeptiv-spezifische Neurone), und Neurone mit einem weiten Bereich adäquater erregender Reize, der sowohl nicht-noxische als auch noxische Reize umfasst (konvergente Neurone). Die Eigenschaften zentraler nozizeptiver Neurone sind plastisch. Diese zentralnervöse Plastizität ermöglicht eine Veränderung der synaptischen Übertragung, i. d. R. eine Erleichterung.

Nozizeptiver Einstrom, vorwiegend durch C-Fasern, führt zu einer akuten Erleichterung der synaptischen Übertragung an nozizeptiven Hinterhorn-Neuronen, wenn die Frequenz der Aktionspotentiale etwa 0.3 Hz übersteigt (Mendell 1966). Diese Sensibilisierung spinaler nozizeptiver Neurone erfolgt aufgrund der Pharmakologie der nozizeptiven synaptischen Übertragung, bei der der Angriff des hauptsächlichen Transmitters Glutamat am postsynaptischen zentralen Neuron über den NMDA-(N-Methyl-D-Aspartat) Rezeptor Subtyp erfolgt. Eine Aktivierung des NMDA-Rezeptors löst im postsynaptischen Neuron langdauernde exzitatorische postsynaptische Potentiale („langsame EPSPs") aus, die mehrere Sekunden andauern können. Innerhalb dieser Abklingzeit eintreffender synaptischer Einstrom führt deshalb zur Superposition dieser langsamen EPSPs und einer kumulativen Depolarisation (Sivilotti et al. 1993). Diese langandauernde Vordepolarisation führt zunächst zu einer erleichterten Auslösung von Aktionspotentialen und nachfolgend zu einer sukzessiven Steigerung der Anzahl von Aktionspotentialen durch denselben Reiz („Wind-Up", Abb.2). Die Auslösung des Wind-Up von Aktionspotentialen wird durch Antagonisten des NMDA-Rezeptors vollständig unterdrückt (Thompson et al. 1993). Nicht alle nozizeptiven Neurone zeigen dieses Verhalten, sondern nur eine Subgruppe von konvergenten Neuronen (WDR) im tiefen Hinterhorn des Rückenmarks (Lamina V; Schouenborg und Sjölund 1983). Das Aufschaukeln (Wind-Up) der synaptischen Übertragung lässt sich auch psychophysisch als Steigerung der Schmerzhaftigkeit nachvollziehen, die ebenfalls durch NMDA-Antagonisten verhindert werden kann (Price et al. 1994, Magerl et al. 1998). Dieses Phänomen der aku-

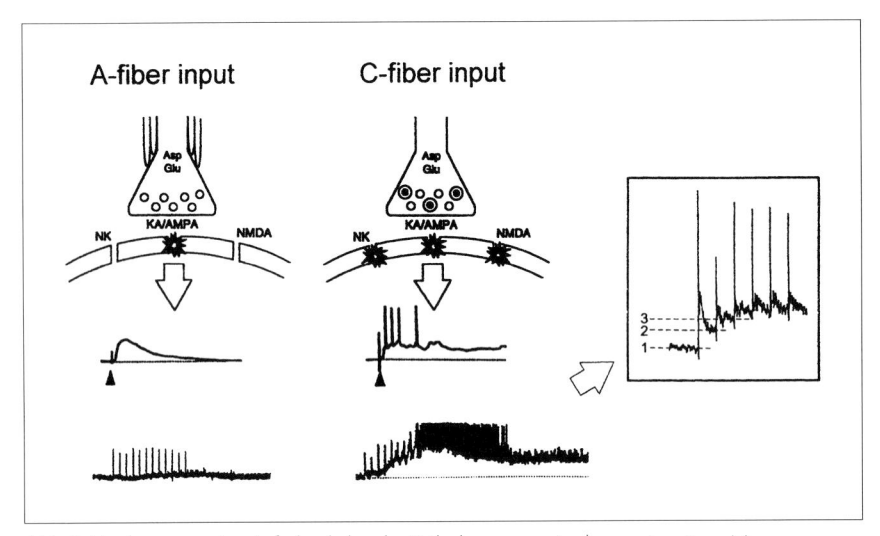

Abb. 2 Mechanismen des Aufschaukelns der Entladung von spinalen nozizeptiven Neuronen („Wind-up"). Stimulation von A-Fasereingängen erzeugt kurzdauernde exzitatorische postsynaptische Potentiale (EPSPs) durch Einwirkung des Überträgerstoffes Glutamat am AMPA-Subtyp der Glutamatrezeptoren. Dagegen erzeugt eine repetitive Stimulation von C-Fasern in Neuronen des tiefen Hinterhorns langdauernde EPSPs durch Wirkung am NMDA-Subtyp der Glutamatrezeptoren. Wiederholte Stimulation führt daher zu einer langsam zunehmenden Depolarisation, sodaß jeder nachfolgende Reiz am bereits vordepolarisierten Neuron zunehmend mehr Aktionspotentiale erzeugt („Wind-Up"). Im rechten Bildteil ist der Verlauf der kumulativen Depolarisation während der ersten Reize detailliert gezeigt. Modifiziert nach Urban et al., 1994.

ten Fazilitation der nozizeptiven synaptischen Übertragung wurde in der Vergangenheit fälschlich als Mechanismus der Schmerzchronifizierung interpretiert (Urban et al. 1993). Seine Wirkung klingt jedoch bereits innerhalb ca. 1 min wieder vollständig ab, sodaß es wir eher von einen Epiphänomen der synaptischen Übertragung sprechen müssen, das der akuten Empfindlichkeitsanpassung zentraler nozizeptiver Neurone dient (Woolf 1996).

Nach Verletzungen, häufig bereits nach Bagatelltraumen, kommt es nicht nur zu einer Steigerung der Schmerzempfindlichkeit am Ort der Verletzung selbst (primäre Hyperalgesie), aber auch in der unverletzten Umgebung des geschädigten Gewebes *(sekundäre Hyperalgesie)* (Raja et al. 1984). In der Zone der primären Hyperalgesie findet sich eine generalisierte Steigerung der Schmerzempfindlichkeit für alle Schmerzmodalitäten (mechanisch, chemisch, thermisch) mit einer Absenkung der Schmerzschwelle und gesteigerter Schmerzhaftigkeit überschwelliger Reize. Die gesteigerte Empfindlichkeit für chemische und thermische Reize (z. B. noxische Hitzereize) im geschädigten Gewebe basiert auf einer Sensitivierung primärer nozizeptiver Afferenzen (s.o., 1.1). Solche Sensitivierungen sind strikt auf das unmittelbar verletzte Gewebe beschränkt. Dabei bleibt

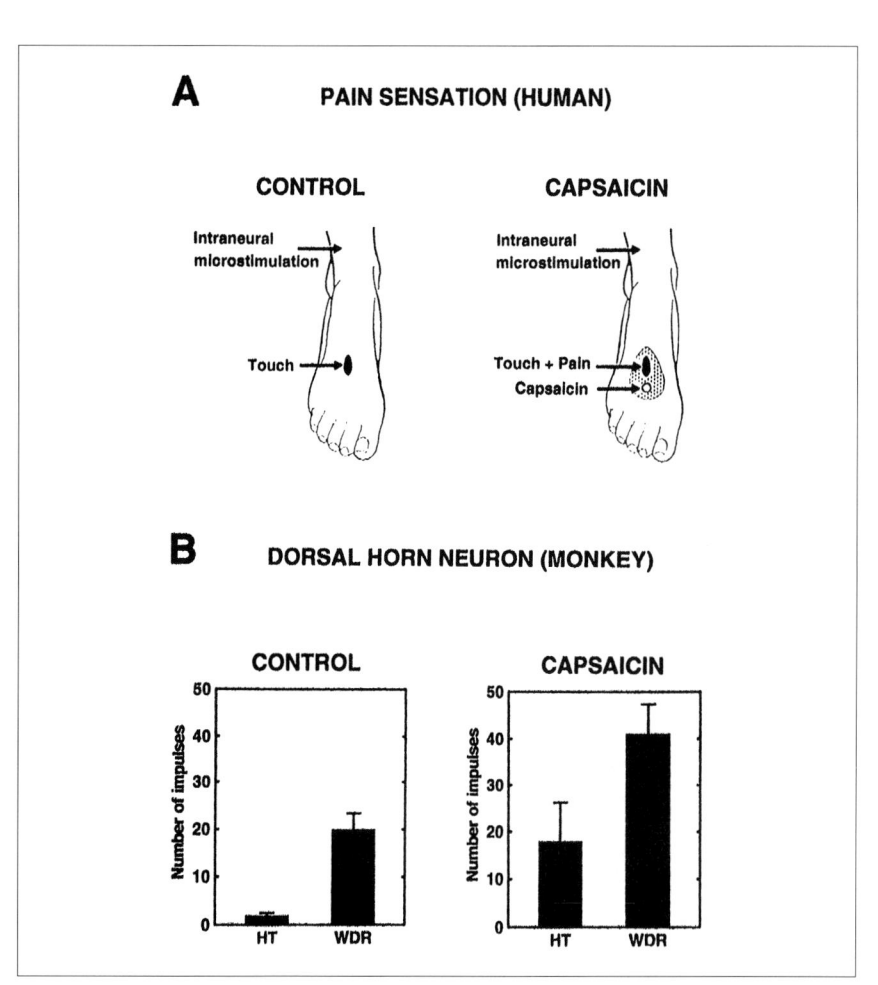

Pathophysiologie von Schmerz und Nozizeption

Abb.3 Mechanismen der sekundäre Hyperalgesie und Allodynie
(A): Intraneurale Mikrostimulation des Axons eines Abeta-Mechanorezeptors aus dem N. peroneus des Menschen löst normalerweise eine auf den Fußrücken projizierte Berührungsempfindung aus (linke Bildhälfte). Wenn in der Umgebung eine strak schmerzhafte Reizung vorgenommen wird (hier Injektion von Capsaicin), entwickelt sich eine Zone sekundärer Hyperalgesie (markiert als Punktraster). Wenn das rezeptive Feld des Mechanorezeptors innerhalb der Zone der sekundären Hyperalgesie lag, löste die intraneurale Mikrostimulation eine Schmerzempfindung zusammen mit der ursprünglichen Berührungsempfindung aus (rechte Bildhälfte). (Daten aus Torebjörk et al. 1992)
(B): Dieselbe Konditionierung durch Capsaicininjektion an Makaken zeigte eine Sensitivierung von beiden Gruppen spinaler nozizeptiver Neurone gegen leichte Berührungsreize. (Daten von Simone et al. 1991). Abbildung aus Treede und Magerl 1995.

selbst die Erregbarkeit von außerhalb der Verletzungszone gelegenen Verzweigungen eines sensitivierten Nozizeptor unverändert (Thalhammer und LaMotte 1982, Schmelz et al. 1996). Sekundäre Hyperalgesie in der unverletzten Umgebung einer Verletzung beruht daher auf einer Veränderung der Empfindlichkeit zentralnervöser nozizeptiver Neurone (Simone et al. 1991, Torebjörk et al. 1992).

Sekundäre Hyperalgesie ist kein spontaner, sondern ein evozierter Schmerz. Ihre Wahrnehmung setzt daher nicht nur die Induktion einer zentralen Sensitivierung voraus, sondern auch das Auftreten von Testreizen, die auf Grund der eingetretenen zentralen Sensibilisierung nun als gesteigert schmerzhaft empfunden werden (Abb.3). Mit Methoden der quantitativen Sensibilitätsprüfung lassen sich zwei Subtypen der sekundären Hyperalgesie gegenüber mechanischen Reizen mit einer Reihe von charakteristischen Unterschieden identifizieren (Abb. 3 und Tab 1; zur Übersicht, vgl. Treede und Magerl 2000):
- Hyperalgesie gegen leichte Berührung, z. B. Bestreichen mit einem Wattebausch (Abb. 4 A)
- Hyperalgesie gegen punktförmige Reize, z. B. Nadelstiche („Pin Pricks", Abb. 4 B).

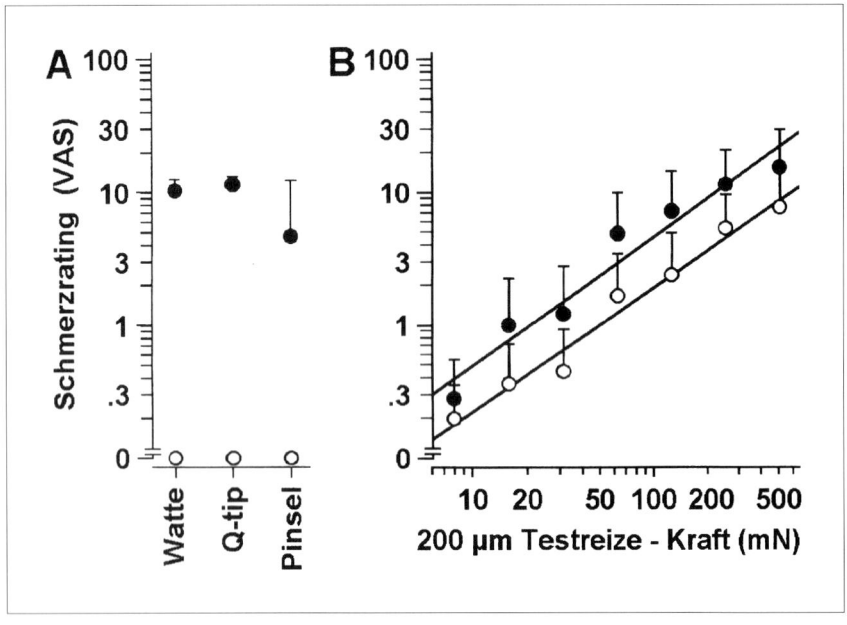

Abb.4 Sekundäre Hyperalgesie einer typischen Versuchsperson gegen leichte Berührung (A) und gegen unterschiedlich starke Nadelstiche (B). Schmerzratings vor (offene Kreise) und nach intradermaler Injektion von 40 μg Capsaicin (gefüllte Kreise) als konditionierendem Reiz. Bei Patienten mit neuropathischem Schmerz des Hyperalgesie-Typs, beispielsweise bei postherpetischer Neuralgie, finden sich Schmerzschätzungen, die denen der experimentell induzierten Hyperalgesie qualitativ und quantitativ vergleichbar sind. Modifiziert nach Treede und Magerl 2000.

Tabelle 1: Eigenschaften der sekundären Hyperalgesie gegen leichte Berührung und gegen Nadelstiche

Testreize	Hyperalgesie gegen Berührungsreize (vgl. Abb. 1A)	Hyperalgesie gegen Nadelstiche (vgl. Abb 1B)
Intensität	Unterhalb der Nozizeptorschwelle	Über der Nozizeptorschwelle
Anwendung	Bewegter Reiz, dynamische Stimulation	Punktförmiger Kontakt, statische Stimulation
Prototyp	Pinsel, Wattebausch	Nadelstich, von Frey Haare
Auslösbarkeit, Größe, Dauer		
Schwelle	Hoch	Niedrig
Inzidenz	Niedrig	Hoch
Betroffenes Areal	Klein	Groß
Dauer	Minuten – Stunden (typisch: ca. 10 – 30 min)	Stunden – Tage (typisch: 5 – 10 h)
Vermittelt durch ...	Niederschwellige Mechanorezeptoren (Aβ)	Hochschwellige (nozizeptive) Mechanorezeptoren (Aδ)
Aufrechterhaltender nozizeptiver Mechanismus	Notwendig	Relativ unabhängig
IASP Taxonomie	Allodynie	Hyperalgesie

Besondere Bedeutung gewinnt die Untersuchung experimentell ausgelöster sekundärer Hyperalgesie durch die Tatsache, daß ihre Charakteristika denen des neuropathischen Schmerzes entsprechen, und sekundäre Hyperalgesie somit als experimentelles Humanmodell des neuropathischen Schmerzes betrachtet werden kann. Wir konnten kürzlich zeigen, daß zwei funktionell komplementäre Subgruppen von primären Afferenzen beteiligt sind, deren unterschiedliche Rollen sich durch das Neurotoxin Capsaicin differenzieren lassen. Die Induktion einer zentralen Sensibilisierung beim Menschen ist abhängig von der Aktivierung Capsaicin-sensitiver C-Faser Nozizeptoren, die Auslösung der daraus folgenden wahrgenommenen Hyperalgesie basiert aber auf der Ativierung von Capsaicin-insensitiven A-Fasern, niederschwelligen Aβ- und hochschwelligen (nozizeptiven) Aδ-Mechanorezeptoren durch adäquate Testreize (Ziegler et al. 1999; Magerl et al. 2001).

Die Dauer der sekundären Hyperalgesie gegen Nadelstiche (Stunden – Tage), sowie ihre relative Unabhängigkeit von aufrechterhaltenden Bedingungen legen nahe, daß es sich hier um eine spinale Variante der Langzeitpotenzierung („long term potentiation", LTP) handelt. LTP im Zentralnervensystem gilt als zellulärer Mechanismus der Gedächtnisbildung und wurde auch im Rückenmark nachgewiesen (Sandkühler 2000). Wäh-

Tabelle 2: Übereinstimmungen der Symptomatik von sekundärer Hyperalgesie und neuropathischem Schmerz

	Berührung (Allodynie)	Pin Pricks ('punctate')	Tiefer Druck	Hitze	Kälte
Sekundäre Hyperalgesie	(+)	++	Æ	Æ	?
Neuropathischer Schmerz	++	++	Æ	Æ	?

rend LTP in höher zentralen Strukturen (z. B. dem Hippocampus) leicht auslösbar ist und seine Dauer Monate betragen kann, ist LTP im Rückenmark jedoch schwierig auszulösen und nur von begrenzter Dauer. Alle spinalen Sensibilsierungsprozesse stehen unter der Kontrolle intraspinaler und supraspinaler Hemmsysteme. Insbesondere die aus dem Mittelhirn („periaquäduktales Höhlengrau") über den Hirnstamm („rostrale ventromediale Medulla") absteigende Hemmung kann die Ausbildung einer zentralnervösen Sensibilisierung teilweise oder vollständig unterdrücken. Tierexperimentell konnte z. B. nachgewiesen werden, daß LTP durch stark gewebeschädigende natürliche Reize nur dann ausgelöst werden konnte, wenn gleichzeitig die absteigende Hemmung experimentell ausgeschaltet war. Umgekehrt konnte gezeigt werden, daß bei Auslösung von sekundärer Hyperalgesie gleichzeitig eine Reduktion der deszendierenden Hemmung auftrat (Lin et al. 1996). Ob LTP-ähnliche Mechanismen unter spezifischen (z.Zt. unbekannten) Randbedingungen zu überdauernden Veränderungen der nozizeptiven Verarbeitung führen kann, also ein spinales „Schmerzgedächtnis" als Grundlage der Schmerzchronifizierung existiert, ist ungewiß. Es gibt dafür bisher keinerlei Anhaltspunkte.

Literatur

Devor M, Wall PD, Catalan N (1992) Systemic lidocaine silences ectopic neuroma and DRG discharge without blocking nerve conduction. Pain 48: 261 – 268

Doubell TP, Mannion RJ, Woolf CJ (1997) Intact sciatic myelinated primary afferent terminals collaterally sprout in the adult rat dorsal horn following section of a neighbouring peripheral nerve. J Comp Neurol. 380: 95 – 104

Häbler H, Eschenfelder S, Liu XG, Janig W (2000) Sympathetic-sensory coupling after L5 spinal nerve lesion in the rat and its relation to changes in dorsal root ganglion blood flow. Pain 87: 335 – 345

Levine JD, Clark R, Devor M, Helms C, Moskowitz MA, Basbaum AI, (1984) Intraneuronal substance P contributes to the severity of experimental arthritis. Science 226: 547 – 549

Lewin GR, Mendell LM (1993) Nerve growth factor and nociception. Trends Neurosci. 16: 353 – 359

Lin Q, Peng YB, Willis WD (1996) Inhibition of primate spinothalamic tract neurons by spinal glycine and GABA is reduced during central sensitization. J Neurophysiol. 76: 1005 – 1014

Ma QP, Woolf CJ (1996) Progressive tactile hypersensitivity: an inflammation-induced incremental increase in the excitability of the spinal cord. Pain 67: 97 – 106

Magerl W, Wilk SH, Treede RD (1998) Secondary hyperalgesia and perceptual wind-up following intradermal injection of capsaicin in humans.Pain 74: 257 – 268

Magerl W, Ali Z, Ellrich J, Meyer RA, Treede R-D (1999) C- and A delta-fiber components of heat-evoked cerebral potentials in healthy human subjects. Pain 82: 127 – 137

Magerl W, Fuchs PN, Meyer RA, Treede R-D (2001) Roles of capsaicin-sensitive nociceptors in cutaneous Pain and secondary hyperalgesia. Brain 124 (in press)

Maggi CA, Borsini F, Santicioli P, Geppetti P, Abelli L, Evangelista S, Manzini S, Theodorsson-Norheim E, Somma V, Amenta F, et al. (1987) Cutaneous lesions in capsaicin-pretreated rats. A trophic role of capsaicin-sensitive afferents? Naunyn Schmiedebergs Arch Pharmacol. 336: 538 – 545.

McLachlan EM, Janig W, Devor M, Michaelis M (1993) Peripheral nerve injury triggers noradrenergic sprouting within dorsal root ganglia. Nature 363: 543 – 546

Mendell LM (1966) Physiological properties of unmyelinated fiber projection to the spinal cord. Exp Neurol. 16: 316 – 332

Neumann S, Doubell TP, Leslie T, Woolf CJ (1996) Inflammatory pain hypersensitivity mediated by phenotypic switch in myelinated primary sensory neurons. Nature 384: 360 – 364

Price DD, Mao J, Frenk H, Mayer DJ (1994) The N-methyl-D-aspartate receptor antagonist dextromethorphan selectively reduces temporal summation of second pain in man. Pain 59: 165 – 174.

Raja SN, Campbell JN, Meyer RA (1984) Evidence for different mechanisms of primary and secondary hyperalgesia following heat injury to the glabrous skin. Brain 107: 1179 – 1188

Sandkühler 2000 Learning and memory in pain pathways. Pain 88: 113 – 118

Sato J, Perl ER (1991) Adrenergic excitation of cutaneous pain receptors induced by peripheral nerve injury. Science 251: 1608 – 1610.

Schmelz M, Schmidt R, Ringkamp M, Forster C, Handwerker HO, Torebjörk HE (1996) Limitation of sensitization to injured parts of receptive fields in human skin C-nociceptors. Exp. Brain Res., 109: 141 – 147

Schmidt R, Schmelz M, Forster C, Ringkamp M, Torebjörk HE Handwerker HO, (1995) Novel classes of responsive and unresponsive C nociceptors in human skin. J Neurosci. 15: 333 – 341

Schouenborg J, Sjolund BH (1983) Activity evoked by A- and C-afferent fibers in rat dorsal horn neurons and its relation to a flexion reflex. J Neurophysiol. 1983 Nov;50(5): 1108-21

Simone DA, Sorkin LS, Oh U, Chung JM, Owens C, La Motte RH, Willis WD (1991) Neurogenic hyperalgesia: Central neural correlates in responses of spinothalamic tract neurons. J. Neurophysiol., 66: 228 – 246

Sivilotti LG, Thompson SW, Woolf CJ (1993) Rate of rise of the cumulative depolarization evoked by repetitive stimulation of small-caliber afferents is a predictor of action potential windup in rat spinal neurons in vitro. J Neurophysiol. 69: 1621 – 1631

Thalhammer JG, La Motte RH (1982) Spatial properties of nociceptor sensitization following heat injury of the skin. Brain Res., 231: 257 – 265

Thompson SW, Woolf CJ, Sivilotti LG (1993) Small-caliber afferent inputs produce a heterosynaptic facilitation of the synaptic responses evoked by primary afferent A-fibers in the neonatal rat spinal cord in vitro. J Neurophysiol. 69: 2116 – 2128

Torebjörk HE, Lundberg LER, LaMotte RH (1992) Central changes in processing of mechanoreceptive input in capsaicin-induced secondary hyperalgesia. J.Physiol., 448: 765 – 780

Treede RD (1996) Funktionsprüfung der nozizeptiven Bahnen durch SEP nach schmerzhaften Laser-Hitzereizen. In: Stöhr M, Dichgans J, Buettner UW, Hess ChW, Altenmüller (Hrsg.) Evozierte Potentiale. Springer, Berlin Heidelberg New York, pp. 655 – 676

Treede RD, Meyer RA, Campbell JN (1998) Myelinated mechanically insensitive afferents from monkey hairy skin: heat-response properties. J Neurophysiol. 80: 1082 – 1093

Treede RD, Magerl W (1995) Modern concepts of pain and hyperalgesia: Beyond the polymodal C-nociceptor. News Physiol. Sci., 10: 216 – 228

Treede RD, Magerl W (2000) Multiple mechanisms of secondary hyperalgesia. Prog. Brain Res., 129: 331 – 341

Urban L, Thompson SW, Dray A (1994) Modulation of spinal excitability: co-operation between neurokinin and excitatory amino acid neurotransmitters. Trends Neurosci. 17: 432 – 438

Woolf CJ (1996) Windup and central sensitization are not equivalent. Pain. 66: 105 – 10

Ziegler EA, Magerl W, Meyer RA, Treede RD (1999) Secondary hyperalgesia to punctate mechanical stimuli: Central sensitization to A-fibre nociceptor input. Brain, 122: 2245 – 2257

Kann man Schmerz wirklich nicht messen?
Dieter Gottschalg

Schmerzen sind wahrscheinlich die häufigste und wichtigste Ursache, die den Patienten veranlassen, einen Arzt aufzusuchen. Die Objektivierung von Schmerzen ist somit ein wesentliches medizinisches Problem.

Bei Schmerzen infolge von Verletzungen oder Krankheiten mit bekannten und eindeutigen Ursachen und bekannten Maßnahmen zur Ausschaltung der Störquelle genügt zumeist eine örtliche Bestimmung des Schmerzes („Wo tut's denn weh?"). Oft ist es dann auch völlig ausreichend, wenn die Lokalisation des Schmerzes lediglich um wenige zusätzliche informationen zu den bestehenden Manifestationsbedingungen ergänzt wird, wie z. B. „bei Belastung oder bei Ruhe?", „bei Kälte" oder „tagsüber oder nachts?".

Ebenso einfach gestaltet sich in derartigen Fällen auch die Evaluation der ergriffenen Schmerzreduktionsmaßnahmen, die sich bei erfolgreicher Therapie in der Regel auf ein schlichtes „es tut nicht mehr weh!" beschränkt.

Bei Schmerzen, die nicht unmittelbar vorübergehen oder die nicht rasch und effizient beseitigt werden können, ist es mit dieser Kurzbeschreibung des Schmerzzustandes und des Schmerzverlaufs aber nicht getan. Hier ist für die weitere Behandlung eine differenziertere Beschreibung des Schmerzerlebens ratsam, womit wir bei der Frage angelangt sind, ob Schmerz *überhaupt* meßbar oder objektivierbar ist oder unter welchen Einschränkungen dies geschehen kann.

Dabei sind zunächst *zwei* methodische Zugänge zu unterscheiden, die *experimentelle* und die *klinische Schmerzmessung*.

Die *experimentelle Schmerzmessung (Algesimetrie)* arbeitet mit *externalen* Schmerzreizen unterschiedlicher Modalität (z. B. elektrisch, thermisch und mechanisch) und prüft das Verhalten der Probanden auf genau definierte Reizapplikationen. Untersucht werden sensorische Schwellen, die Beurteilung von Reizgrößen und die Schätzung von Unterschieden zwischen zwei Schmerzreizen. Folgen auf die experimentelle Schmerzreizung bewußte und willkürliche Mitteilungen des Probanden, spricht man von *subjektiver*, bei Einbeziehung physiologischer Dimensionen von *objektiver Algesimetrie*.

Die klinische Schmerzmessung, auf die wir uns hier konzentrieren wollen, da sie für praktische Zwecke den Vorrang genießt, geht von *internalen*, also nicht experimentell erzeugten Schmerzreizen aus und versucht die Schmerzempfindung einerseits und damit assoziierte Erlebens- und Verhaltensindikatoren *(Schmerzverhalten, mit Schmerzen einhergehende psychische Beeinträchtigungen, psychosoziale Faktoren, Schmerzverarbeitung sowie psychophysiologische Parameter)* andererseits zu beschreiben.

Die ursprüngliche Vorstellung, objektive physiologische Parameter (z. B. EEG, EMG, autonome Reaktionen, neurographische Methoden usw.) als *alleiniges* Maß zur Bestimmung des Schmerzes zu identifizieren, konnte aufgrund der geringen Spezifität der Ergebnisse und der zumindest teilweise bestehenden Möglichkeit der psychischen Beeinflußbarkeit nicht lange aufrecht erhalten werden.

Heute werden physiologische Maße, auf die nicht näher eingegangen werden soll, nicht mehr mit Schmerz gleichgesetzt, sondern als eines von mehreren Bestimmungsstücken des Schmerzes interpretiert. Schmerz wird als *multidimensionales Geschehen* begriffen, wobei Emotionen und Kognitionen eine große Bedeutung zukommt.

Infolge der somit bei der klinischen Beurteilung des Phänomens „Schmerz" notwendigen Einbeziehung psychologischer Methoden sollte der Begriff der Schmerzmessung allerdings nicht im strengeren Sinne gebraucht werden, da die Stimuluscharakteristik „Schmerz" derzeit nicht direkt erschließbar ist. Der Begriff der Messung bezieht sich in diesem Zusammenhang hauptsächlich auf ein *psychometrisches Testverständnis*, d. h. Schmerz soll entsprechend bestehender Gütekriterien *objektiv*, *reliabel* (zuverlässig) und *valide* (gültig) mit Bezug auf intra- und interindividuelle Vergleichbarkeit quantifiziert werden.

Die für eine *psychologisch* akzentuierte Schmerzdiagnostik zur Verfügung stehenden Datenquellen unterscheiden sich z. T. ganz erheblich. So finden sich solche, welche ausschließlich die subjektiv erlebte Schmerzintensität messen *(Einzelitem-Verfahren)* und andere, die eher versuchen, der Vielfalt des Schmerzgeschehens gerecht zu werden *(mehrdimensionale Verfahren)*. Darüber hinaus bestehen Möglichkeiten der Veränderungsmessung, z. B. mittels *Schmerztagebüchern* und der *Verhaltensbeobachtung* in Form von Expertenratings. Weiterhin bestehen noch Möglichkeiten der Messung *biologischer Begleitprozesse* von Schmerz.

Zu den sog. *Einzelitemverfahren* gehören verbale Ratingskalen, visuelle Analogskalen und numerische Ratingskalen.

Verbale Ratingskalen messen das Item Schmerzstärke, wobei die Intensitätsabstufungen für den Patienten mit in der Intensität ansteigenden Adjektiven markiert sind. Es existieren verschiedene Varianten mit bis zu 15 Intensitätslevels. Der Patient bestimmt das Adjektiv, welches die Stärke seiner Schmerzen am besten repräsentiert. Den Adjektiven werden anschließend hierarchisch ansteigende Zahlenwerte zugeordnet (z. B. „kein Schmerz"= 0, „leichter Schmerz"= 1 etc.).

Visuelle Analogskalen bestehen in der Regel aus einer Linie von 10 cm Länge, deren Enden mit „kein Schmerz" bzw. „stärkster vorstellbarer Schmerz" bezeichnet sind. Weitere Schmerzbeschreibungen sind darauf nicht enthalten. Der Patient markiert durch ein Kreuz auf dieser Linie die Intensität seiner Beschwerden. Der Abstand in Millimeter zwischen „kein Schmerz" und dem Kreuz stellt dabei das Resultat der Messung dar.

Bei den *numerischen Ratingskalen* soll der Patient das Item „Schmerzstärke" durch eine Zahl zwischen Null („kein Schmerz") und 10 bzw. 100 („stärkster vorstellbarer Schmerz") beurteilen. Die vom Patienten gewählte Zahl beschreibt die empfundene Schmerzintensität.

Die *Vorteile* dieser Verfahren sind v.a. untersuchungstechnischer Art und liegen in der Einfachheit der Instruktion, in der hohen Plausibilität für den Laien sowie in der schnellen und damit ökonomischen Durchführbarkeit.

Daher werden sie häufig bei Mehrfachmessungen in Verlaufsuntersuchungen eingesetzt, bei denen nicht selten mehrmals pro Tag über mehrere Wochen hinweg Schmerzangaben benötigt werden.

Numerische Ratingskalen werden im Allgemeinen besser verstanden als die *verbalen Rating- und visuellen Analogskalen,* und sie sind im praktischen Einsatz sowie in der Auswertung besser zu handhaben.

Wenn schon Einzelitemverfahren in der Schmerzmessung eingesetzt werden, sollten von daher *numerische Ratingskalen* Verwendung finden.

Der Haupt*nachteil* dieser Verfahren liegt in ihrem Wesensmerkmal als Einzelitem-Maß selbst. Die Angabe zu den empfundenen Schmerzen ist hier auf eine sehr globale Beurteilung der Schmerzintensität reduziert. Der Patient hat keine Differenzierungsmöglichkeit. Dem Facettenreichtum des Schmerzes wird nicht Rechnung getragen.

Faktorenanalytische Untersuchungen konnten darüber hinaus belegen, dass die über ein Einzelmaß gewonnene Schmerzintensitätsangabe keine spezifische (Einzel-) Schmerzkomponente abbildet, sondern mit verschiedenen Facetten des Schmerzerlebens kovariiert.

Einzelitemverfahren sind auch nicht in der Lage, Einflüsse von Schmerzbehandlungsmaßnahmen differenziert zu erfassen. Es bleibt unklar, welche Dimension der Schmerzempfindung (z. B. sensorischer oder affektiver Bereich) durch die Behandlung beeinflusst wurde.

Weiterhin sind auch krankheitsgruppenspezifische Vergleiche des Schmerzerlebens, bei denen in der Regel eine differenziertere Gewichtung einzelner Dimensionen und Komponenten des Schmerzerlebens angezeigt ist, nicht möglich.

Schließlich sind diese Maße, z. T. bedingt durch die Einfachheit ihres Aufbaus, relativ anfällig gegenüber verschiedenen Antworttendenzen (z. B. Tendenz zur Mitte, zu den Extrempolen etc.).

Für Einzelitemverfahren kann ähnlich wie für physiologische Parameter festgehalten werden, dass sie nicht als alleinige Methode für die Schmerzdiagnostik verwendet werden sollten. Sie können die Schmerzanamnese und die *mehrdimensionale Schmerzempfindungsmessung* allenfalls ergänzen.

Der Vielfältigkeit der Schmerzempfindung versuchen solche Verfahren gerecht zu werden, die Schmerz mittels dimensionsspezifischer oder nach semantischen Facetten gegliederter Adjektivskalen erfassen, sog. *mehrdimensionale Verfahren.*

Die Gesamtmenge der auf dem Markt befindlicher Verfahren ist nur schwer überschaubar. Beinahe monatlich werden neue Skalen publiziert, deren psychometrische Qualität häufig leider zu wünschen übrig lässt.

So sind deutsche Varianten zumeist angloamerikanischer Skalen nicht selten nur einfache Übersetzungen ohne ausreichende Datenbasis. Auch bei deutschsprachigen Verfahren sind die Stichproben oft klein und die durchgeführten statistischen Analysen unzureichend.

Als Positivbeispiel für ein mehrdimensionales Verfahren sei hier die *Schmerzempfindungsskala (SES)* von GEISSNER et al. (1992) erwähnt.

Das dahinterstehende Modell unterscheidet einen *sensorischen* und einen *affektiven* Anteil von Schmerz, die teilweise miteinander in Beziehung stehen. Der sensorische Anteil ist durch die Faktoren *Rhythmik, lokales Eindringen* und *Temperatur* charakterisiert.

Der affektive wird durch die Faktoren *allgemeine Affektivität* und *Hartnäckigkeit* repräsentiert.

Die bei der Konstruktion der SES gewonnen Erkenntnisse deuten darauf hin, dass sensorischer Schmerz eine wichtige Grundlage für affektives Schmerzerleben bildet. Gleichzeitig beinhaltet das affektive Schmerzerleben aber auch einen eigenständigen, vom sensorischen Schmerzerleben *unabhängigen* Anteil, der z. B. durch schmerzbedingte psychische Beeinträchtigungen, möglicherweise aber auch durch *schmerzunabhängige Faktoren*, wie etwa dispositionelle Neigungen zu depressiven Verstimmungen erklärt werden kann.

Einen weiteren Zugang zum Schmerzerleben bzw. Verhalten stellen sog. *Schmerztagebücher* dar.

Schmerztagebücher sind *Selbstberichte*, die vom Patienten über einen definierten Berichtszeitraum hinweg mehrfach angefertigt werden und somit einen Prozeß abbilden.

Grundsätzlich sind dabei zwei Arten von Tagebüchern verbreitet: Zum einen solche, mit denen sich ein ganz spezifisches Schmerzverhalten beschreiben lässt, wie z. B. Dauer des Sitzens, Stehens usw., zum anderen werden eher Anhaltspunkte über den funktionalen Charakter eines Schmerzes erfasst, wie etwa Krankheitsverhalten oder soziale Bezugnahme von Schmerz.

Dem zunächst enthusiastischen Einsatz von Schmerztagebüchern ist eine Phase der Ernüchterung gefolgt. So haben Untersuchungen gezeigt, dass ihr prädiktiver Wert offensichtlich hinter den Erwartungen zurückbleibt.

Die Gründe hierfür sind vielfältig. Zum einen muß man davon ausgehen, daß bei täglich mehrfacher und über Monate geforderter Schmerzprotokollierung Gedächtnis- bzw. Complianceeffekte wirksam werden, welche die Validität der Messung einschränken, zum anderen stellt die meist simplifizierte Auswertung von Tagebüchern eine nicht unerhebliche Fehlerquelle dar.

Im Gegensatz zu den bisher genannten Verfahren, die auf *Selbstbeobachtung* beruhen, erfolgt die Datengewinnung bei der *Verhaltensbeobachtung* via systematischer Fremdbeobachtung. Die Methodik reicht dabei von Ereigniszählungen, d. h. Registrierung *schmerzbezogener* Verhaltensweisen in einer bestimmten Zeiteinheit, über Schätzverfahren zur Beurteilung der Intensität eines beobachteten Verhaltens bis hin zu mechanischen Zählungen mit Hilfe technischer Geräte. Erfaßt werden beispielsweise schmerzbezogene Aspekte der Lebensweise und des Kommunikationsverhaltens, Schmerzbewältigungsstrategien, therapiebezogenes Verhalten sowie körperliche Aktivitäten.

Von den zwischenzeitlich im Deutschen publizierten Methoden eignen sich der *Tübinger Bogen zur Erfassung von Schmerzverhalten (TBS)* und das *Bonner Schmerzbeobachtungssystem (BSBS)* sowohl für praktische als auch für forschungsbezogene Zwecke.

Insgesamt ist die Verhaltensbeobachtung durch trainierte Beobachter zwar eine sehr aufwendige Methode, sie erlaubt aber, klar definierte Verhaltensmerkmale zu messen, deren Veränderungen kontrolliert werden können.

Die Beobachtung des Schmerzausdrucksverhaltens gewinnt v.a. im Umgang mit Patienten eine immer größere Rolle, die der deutschen Sprache nur unzureichend mächtig sind. Allerdings ist bei der Interpretation der Befunde besonders große Vorsicht geboten. So konnte ARATOW (1995) an Patienten mit rheumatoider Arthritis zeigen, daß das expressive Schmerzverhalten bei türkischen Patienten einen ganz anderen Stellenwert hat als bei ansonsten vergleichbaren deutschen Patienten. Die Tatsache, daß türkische Patienten Schmerz intensiver ausdrücken als deutsche, heißt nicht automatisch, daß diese schmerzempfindlicher wären, was dadurch zu belegen ist, daß beide ethnische Gruppen nahezu identische Schmerzschwellen haben.

Bezogen auf unsere Ausgangsfragestellung der *Meßbarkeit von Schmerz* bleibt somit folgendes festzuhalten:

Schmerz ist auch mit psychologischen Methoden nicht *direkt* erschließbar. Wenn wir in diesem Sinne von Schmerzmessung sprechen, kann dies nur in Zusammenhang mit einem psychometrischen Testverständnis geschehen. Dabei hängt es v.a. von der Qualität der gewählten Verfahren ab, ob die Vielfalt des subjektiven Schmerzerlebens ausreichend erfaßt wird.

Die Entscheidung, ob und in welcher Form psychodiagnostische Methodenkombinationen bei der Schmerzdiagnostik zum Einsatz kommen, ist im Einzelfall vor dem Hintergrund bereits vorliegender Informationen über den Patienten und der zu beantwortenden Fragestellung zu treffen.

Alles in allem können psychologisch akzentuierte Verfahren aber einen wichtigen Beitrag dazu leisten, Ausgangszustand und Verlauf des Schmerzes sowie den Erfolg therapeutischer Maßnahmen zu dokumentieren.

Psychisch bedingter Schmerz – somatoforme Störungen
Procedere und Bewertung bei Gutachten
Bernd Sonntag

Ein Großteil der begutachteten Probanden hat als Haupt- oder Nebenbefund Schmerzen. Neben den eindeutig körperlich begründbaren Schmerzen gibt es ein großes Überschneidungsgebiet zwischen den körperlich und psychisch begründbaren Schmerzen. Bei einer kleineren Gruppe von Probanden liegen eindeutig nur psychisch bedingte Schmerzen vor. Die Prüfung, ob ein psychisch bedingter Schmerz vorliegt oder bei der Intensität des Schmerzerlebens mitwirkt, wird insgesamt zu spät in die Begutachtung einbezogen. Dies ist einerseits Ausdruck der herrschenden Begutachtungspraxis, andererseits aber die Tendenz der Probanden, psychisch bedingten Schmerzen als rein körperlich bedingt darzustellen.

Es ist Aufgabe der somatisch orientierten Gutachter und der begutachtenden Instanzen, Hinweise auf eine psychische Schmerzverursachung frühzeitig in die Beurteilung einzubeziehen. Die Hinzuziehung eines entsprechend sachkundigen Arztes oder Psychologen entwertet nicht das Ergebnis des somatisch orientierten Gutachters, sondern fügt den gestellten Diagnosen falls notwendig eine weitere hinzu, die meist die Intensität und Ausbreitung der Schmerzen vollständig erklärt.

Probanden mit Schmerzen können aber auch unabhängig von der Schmerzgenese an psychischen Auffälligkeiten leiden, die das Gutachtenergebnis des somatisch orientierten Gutachters verfälschen, wenn sie nicht erkannt und benannt werden. Probanden können neben ihrer Grunderkrankung an einer akuten oder in Remission befindlichen psychischen Erkrankung leiden. Sie können einen besonderen Persönlichkeitsstil haben – ohne dass dies den Rang einer Persönlichkeitsstörung hat – , der die Beurteilung erschwert. Zuletzt kann es sich um ein Problem der Arzt-Patient-Interaktion handeln, die psychische Auffälligkeiten vermuten lässt. So sollte der Ausschluss einer psychischen Erkrankung auch vom somatisch orientierten Gutachter erwähnt werden. Psychotherapeutische und psychiatrische Vorbehandlungen müssen falls möglich mit der damals gestellten Diagnose Teil der Anamnese und der Beurteilung sein. Der Interaktionsstil des Probanden sollte geschildert und je bizarrer, um so ausführlicher beschrieben werden. Im Folgenden soll nun auf die Somatoformen Störungen in ihrer Bedeutung für die Schmerzbeurteilung eingegangen werden.

Entsprechend der ICD-Klassifikation benutzen wir die dort vorgenommene Operationalisierung. Unter einer Somatoformen Störung wird die wiederholte Darbietung körperlicher Symptome und die Forderung nach Behandlung/Untersuchung trotz Abschluss der Diagnostik verstanden. Die körperlich begründbaren Beschwerden erklären nicht Art und Ausmaß der Symptome. Lebensereignisse, Konflikte und Schwierigkeiten werden als psychische Ursache vom Probanden nicht anerkannt. Auch klar für den Laien erkennbare Symptome von Angst und Depression in der Anamnese werden geleugnet. Das zu erreichende Verständnis für die körperliche oder psychische Verursachung der Symptome ist häufig für Arzt und Patient enttäuschend. Hier wird die Enttäuschung des Untersuchers in Bezug auf den Probanden zum diagnostischen Kriterium. Für psychotherapeutische orientierte Ärzte und Psychologen ist dies eine Selbstverständlichkeit. Für somatisch tätige Kollegen oder Gutachter ist es ungewöhnlich, die eigene Gefühlswelt in Bezug auf den Patienten – oder in unserer Sprache die Gegenübertragung – mit zur Grundlage der Diagnostik zu machen. Diese wichtigen Gefühle sind eine Schöpfung des Patienten und damit seiner psychischen Störung, die erforscht und verstanden werden soll.

Das Auftreten somatoformer Störungen in der Gesamtbevölkerung ist mit 5 – 10 Prozent (2) gering angegeben. Der Prozentsatz steigt aber im Klientel von Hausärzten auf 15 – 20 Prozent und in Schmerzambulanzen und Rehabilitations – Kliniken auf bis zu 50 Prozent. Somatoforme Störungen sind also in der Probandengruppe, die zur Begutachtung kommt, entsprechend häufig zu erwarten. Wie bei allen Gutachten sollte bei diesen Probanden streng der Grundsatz gelten, dass Behandlung und Begutachtung sich ausschließen. Die Hinzuziehung eines psychotherapeutisch geschulten Arztes oder Psychologen spricht eher für große Sorgfalt und kann neben der individuellen Begründung damit erläutert werden, dass 30 Prozent aller Schmerzen zumindest psychisch mitverursacht sind (2). Die Bedeutung von Schmerzen muß nicht betont werden. Schmerzen sind beispielsweise bei Rückenschmerzen häufig das einzige Symptom für die Berentung. Die Funktionseinschränkung tritt oft sehr viel später als Folge des Schmerzgeschehens auf. Schmerzwahrnehmung und intrapsychische Schmerzverarbeitung oder Entstehung muß also ausführlich im Gutachten erläutert und möglichst kausal zugeordnet werden.

Zur Genese von somatoformen Störungen ist wenig bekannt. Sie muß individuell aufgeklärt werden und schließlich erst vollständig in einer längeren Psychotherapie verstanden werden. Schwierig ist die Beurteilung, wenn die Schmerzen im Zusammenhang mit einer posttraumatischen Belastungsreaktion auftreten. Insbesondere bei der Beurteilung von todesnah erlebten Verkehrsunfällen ist schon die posttraumatische Belastungsstörung umstritten und dann auch die daraus folgende Somatoforme Störung mit Schmerzen.

Es sollen zwei für psychisch verursachten Schmerz wichtige Unterformen der Somatoformen Störung betrachtet werden:

Die Somatisierungsstörung ist definiert durch wechselnde körperliche Symptome seit mehr als 2 Jahren ohne ausreichende Erklärung. Es findet sich eine lange somatische Behandlungskarriere. Angst, Depression und Sucht können unbehandelt in der Anamnese vorkommen. Kennzeichnend ist die hartnäckige Weigerung, Rat und Versicherung von Ärzten anzunehmen, dass die Symptome keine körperliche Erklärung zulassen. Familiäre und soziale Funktionen müssen beeinträchtigt sein. Es können auch funktionelle Symptome in Kombination mit Schmerzen über verschiedene Organsysteme wandern. Abdominelle Schmerzen, Gelenkschmerzen, Schmerzen in den Extremitäten, Brustschmerzen, Schmerzen im Genitalbereich und Übelkeit sind Beispiele für die Symptome bei Somatisierungsstörungen.

Bei der anhaltenden somatoformen Schmerzstörung, die am häufigsten Gegenstand der Begutachtung sein wird, klagen die Probanden mindestens 6 Monate über eine lang anhaltende Schmerzsymptomatik, die durch den physiologischen Prozess oder eine körperliche Störung nicht hinreichend erklärt werden können. Nach dem selbstverständlichen Ausschluss einer körperlichen Ursache muss zur Diagnosestellung gleichzeitig in engem zeitlichen Zusammenhang mit dem Beginn der Schmerzsymptomatik eine psychosoziale Belastungssituation, ein kritisches Lebensereignis oder eine innere Konfliktsituation eruierbar sein. Werden zusätzlich körperliche Ursachen für die Beschwerden festgestellt, so erklären diese Ursachen nicht Art und Ausmaß der Schmerzen. Die Schwierigkeit besteht nun oft darin, dass die Probanden – sowie allgemein bei den Somatoformen Störungen – auch hier von der körperlichen Ursache ihrer Schmerzen überzeugt sind und dazu neigen, von ihren Ärzten wiederholt diagnostische und therapeutisch invasive Maßnahmen zu verlangen. Für den Gutachter, der zu allen Untersuchungen, auch wenn sie Variationen von Normalbefunden ergeben, Stellung nehmen muss, ist das Erkennen einer zugrunde liegenden anhaltenden Somatoformen Schmerzstörung, wenn der Patient nicht psychotherapeutisch vorbehandelt oder untersucht wurde, schwierig. Häufige Arztwechsel, Enttäuschung über Behandler und Undifferenziertheit der Symptome mit einem nicht dem Dermatom entsprechenden Ausbreitungsbereich weisen in diese Richtung (1,3,10).

Die Gegenübertragung des Untersuchers oder vorbehandelnder Ärzte im Sinne der Enttäuschung stellen ein wichtiges diagnostisches Kriterium dar. Bei der Erhebung der biographischen Anamnese finden sich andere funktionelle Beschwerden, Hinweise auf Angststörungen oder depressive Phasen, die oft nicht klinisch behandelt wurden oder auffällig waren. Bei der Diagnose Somatoforme Störung und auch bei der anhaltenden somatoformen Schmerzstörung handelt es sich um eine rein deskriptive Form der Diagnostik. Die Ursache der Beschwerden ist individuell nur in einem längeren diagnostischen, eventuell therapeutischen Prozess festzustellen. Meist liegt eine Fülle verschiedener psychosozialer Belastungsfaktoren vor, die in ihrem Zusammenwirken verursachend für die somatoforme Schmerzstörung sind, z. B. körperliche Misshandlung, sexueller Missbrauch, emotionale Vernachlässigung, Konflikt in der Herkunftsfamilie, ein chronisch, körperlich oder psychisch kranker Elternteil (4). Im weiteren Leben dieser Probanden finden sich auf Grund dieser Kindheitsbelastungsfaktoren innere und äußere Konfliktsituationen mit entsprechend unreifen Konfliktbewältigungsstrategien. Zusätzlich belastende Lebensereignisse führen dann im Sinne einer „Auslösesituation" zum Auftreten der Somatoformen Schmerzstörung (4).

Die Exploration der Auslösesituation, d. h. der Situation, in der die Schmerzen erstmals auftraten, wird meist Aufgabe des psychotherapeutisch geschulten Gutachters sein. Hier ist die einfache Erklärung, dass die Probanden „Stress" gehabt hätten in der Zeit, als die Beschwerden auftraten, nicht ausreichend. Vielmehr muss genau die damalige Lebenssituation exploriert werden – Verluste, Umzüge, Arbeitsplatzsituation, partnerschaftliche Konflikte und innerpsychische Situation müssen in den Monaten um das Ereignis herum dem Untersucher plastisch und szenisch vor Augen treten (4,5,6,8,9). Erst dann kann er abschätzen, ob es sich im psychotherapeutischen Sinn um eine belastendes Lebensereignis, das über die normale Lebensbelastung hinausgeht, handelt. Hier muss die biographische Anamnese herangezogen werden, um die Bewältigungsfähigkeit, die zu diesem Zeitpunkt noch vorhanden war, zu beurteilen. Es sei nur kurz erinnert an ältere Probanden, die Krieg und Vertreibung mit all ihren Schrecken erlebt haben und deren Bewältigungsmöglichkeiten Jahrzehnte später durch diese meist unverarbeiteten, verdrängten und verleugneten Geschehnisse eingeschränkt sind.

Allgemein sollte auch für Gutachten bei Probanden mit Schmerzen ohne Hinweise auf eine somatoforme Störung gelten, dass wörtliche Schmerzschilderungen der Probanden zitiert werden. Eine Schmerzzeichnung kann besonders bei multiplen Schmerzen in verschiedenen Organsystemen zur Verdeutlichung benutzt werden.

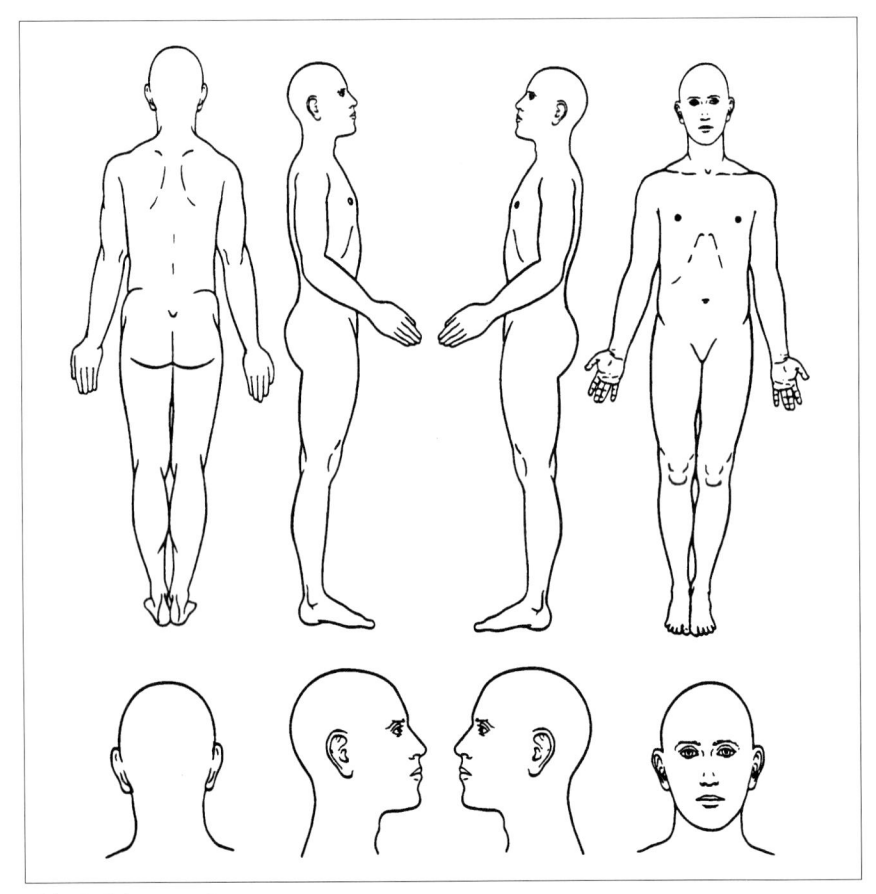

Abb. 1: Schmerzzeichnung

Die Schmerzintensität sollte mittels einer numerischen Analogskala von 0 bis 10 (0 = kein Schmerz, 10 = stärkster vorstellbarer Schmerz) beschrieben werden.

Kreisen Sie die Zahl ein, die Ihre *durchschnittlichen* Schmerzen in den letzten 24 Stunden beschreibt:
0   1   2   3   4   5   6   7   8   9   10
kein Schmerz   stärkste vorstellbare Schmerzen

Kreisen Sie die Zahl ein, die aussagt, welche Schmerzen Sie *in diesem Moment* haben:
0   1   2   3   4   5   6   7   8   9   10
kein Schmerz   stärkste vorstellbare Schmerzen

Abb 2: Beispiele für Numerische Analogskala (NAS) zur Schmerzmessung

Die Auslösesituation sollte in Worten des Probanden dokumentiert werden. Es sollten Aussagen zur Bewältigungsfähigkeit zum Zeitpunkt der Auslösesituation gemacht werden. Die familiäre und soziale Situation der Probanden zum Untersuchungszeitpunkt muss exploriert werden, um eine mögliche Veränderung als Kriterium einer Somatoformen Störung später beschreiben zu können. Zur Dokumentation, dass psychische Auffälligkeiten ausgeschlossen wurden, sollten Gutachten aller Fachrichtungen einen psychischen Befund enthalten. Innere und äußere psychosoziale Belastungen sollten ausgeschlossen werden. Gutachten von Schmerzpatienten mit Hinweisen auf somatoforme Störungen sollten nur von Ärzten für Psychotherapeutische Medizin, Ärzten für Psychiatrie und Psychotherapie oder Psychologen, die über Erfahrungen in stationärer psychosomatischer Behandlung in einer psychosomatischen Klinik oder in einer Universitätsklinik verfügen und mit der Methodik der Begutachtung vertraut sind, erstattet werden. Schnell wird bei den aufgestellten Voraussetzungen klar, dass nur wenige Gutachter über diese Kenntnisse verfügen. Fortbildungsmöglichkeiten müssen für die anderen Gutachter angeboten werden.

Gutachten bei Schmerzpatienten mit Hinweisen auf somatoforme Störungen sollten Aussagen zur Psychodynamik, zu den Hauptabwehrmechanismen, zum Körperbild – d. h. zur Vorstellung des Patienten über seinen eigenen Körper – , zur Therapiesituation, zur Prognose, zum Ausschluss einer Artefaktstörung (Selbstbeschädigung) und zum Ausschluss einer psychiatrischen Grunderkrankung enthalten. Eventuell kann es notwendig sein, sich vom Auftraggeber und vom Probanden die Erlaubnis für fremdanamnestische Erhebungen geben zu lassen. In schwierigen Fällen soll die Verhaltensbeobachtung der

Probanden stationär stattfinden. Hauptfehlerquellen in der Begutachtung von Schmerzen ist das Nicht-Einbeziehen von Vorbegutachtungen und von psychotherapeutischen oder psychiatrischen Vorbehandlungen. Biographie und Krankengeschichte sind insbesondere im psychischen Bereich oft unvollständig wiedergegeben. Es fehlt ein psychischer Befund oder es wird auf eine körperliche Untersuchung verzichtet. Zu schnell nehmen Gutachter eine probandenbezogene Abwehrhaltung ein, wenn sie – ohne dies zu begründen – Simulation oder Aggravation postulieren. Die Beurteilung der Glaubhaftigkeit ist selten Gegenstand von Gutachten. Ein Gutachter kann nur die Schlüssigkeit und die Übereinstimmung bestimmter diagnostischer oder syndromaler Gruppen von Krankheiten konstatieren. Dazu sind gerade die Kenntnisse der diagnostischen Kriterien im psychosomatisch-psychotherapeutischen Bereich bei nicht psychotherapeutisch vorgebildeten Kollegen unzureichend.

Die Bewertung von Schmerzen kann anhand der Anhaltspunkte 18.8 (8) erfolgen. Hier wird der Fall geregelt, dass die Schmerzen oder die seelischen Begleiterscheinungen über das Übliche hinausgehen. Dies ist zum Beispiel immer dann anzunehmen, wenn anhaltende psychische Störungen in einer solchen Ausprägung vorliegen, dass eine spezielle ärztliche Behandlung dieser Störung, z. B. eine Psychotherapie, erforderlich ist. Hier ist sicher die große Gruppe der Schmerzbewältigungsprobleme bei einer somatischen Grunderkrankung eingeschlossen. Ohne dass zusätzlich eine somatoforme Störung im eigentlichen Sinne vorliegt, haben diese Probanden Schwierigkeiten bei der Bewältigung ihrer Schmerzen aus ihrer psychischen Struktur heraus oder weil schon andere belastende Lebensereignisse oder Erkrankungen bewältigt werden mussten und die Bewältigungsfähigkeit erschöpft ist.

In den Anhaltspunkten 26.3 – Neurosen, Persönlichkeitsstörungen und Traumata – reicht die Spanne von 0 bis 100 %, von leichten psychischen Störungen bis zu psychischen Störungen mit schweren sozialen Anpassungsschwierigkeiten. Hier hängt es vom Grad der Ausbildung der somatoformen Störung oder der anhaltenden somatoformen Schmerzstörung ab, welcher GdB- oder MdE-Grad vergeben wird.

Nicht zugestimmt werden kann der Ansicht, dass Schmerzen immer nur im Zusammenhang mit fassbaren morphologischen Veränderungen auftreten. Probanden, die an somatoformen Störungen leiden, zeigen kein fassbares körperliches Korrelat, das die Schmerzen erklärt, oder haben körperliche Befunde, die nicht Art und Ausmaß der Schmerzen erklären. Wie bei der Beschreibung anderer somatisch verursachter Schmerzsyndrome muss die Plausibilität des Beschwerdevortrags des Psychischen genauso gegeben sein wie im organmorphologischen Bereich. Gerade bei diesen Probanden vermuten Gutachter in der Überschreitung ihres Auftrages Simulation und Aggravation oder – harmloser ausgedrückt und das Gleiche meinend – Verdeutlichungstendenzen. Die Prüfung der Glaubwürdigkeit ist selten Aufgabe des Gutachters. Zu prüfen ist nur die Plausibilität des Vorgetragenen nach ärztlichem Ermessen und Kenntnisstand (7). Diesen Grundsatz auch für Probanden mit Diagnosen aus dem psychosomatischen oder psychiatrischen Formenkreis zu establieren, bedarf es noch einiger Überzeugungsarbeit. Hier sei darauf hingewiesen, dass Simulation und Aggravation gerade von Nicht-Fachleuten häufiger vermutet und begründet werden. Simulation kommt selten vor und ist an das Kriterium der erkennbaren Zweckgebundenheit geknüpft. Hört man z. B., dass viele Schmerzpatienten neben den gesetzlichen Krankenversicherungen fünfstellige Beträge im Jahr für alternative Behandlungsmethoden ausgeben, so wird man schwerlich von Simulation und Aggravation sprechen können.

Literaturverzeichnis
1 Diener H.C. (Hrsg) (1997), Das Schmerztherapie Buch, München: Urban
2 Dertwinkel R. (1996), Probleme der ärztlichen Begutachtung aus der Anästhesie und in der Schmerztherapie. In: E. Fritze, B. May: Die ärztliche Begutachtung. Steinkopff, Darmstadt, 974 – 988
3 Egle, U. T. (1999), Spezielle Schmerztherapie, Stuttgart: Schattauer
4 Egle, U. T. (Hrsg) (1997), Sexueller Mißbrauch, Mißhandlung und Vernachlässigung, Stuttgart: Schattauer
5 Nickel, R.; Egle (1999), U. T., Therapie Somatoformer Schmerzstörungen, Stuttgart: Schattauer
6 Raspe, H.H. (1997), Mindestanforderungen an das ärztliche Gutachten zur erwerbsbezogenen Leistungsfähigkeit von Kranken mit chronisch-unspezifischen Schmerzen, Versicherungsmedizin 49, 4, 118 – 125
7 Schulte, R.M.(1999), Sozialmedizinische Leistungsbeurteilung chronischer Schmerzsyndrome, Med Sach 95,2, 53 – 56
8 Sonntag, B(1998)., Mein Partner ist in Therapie, Gießen: Thieme
9 Sonntag, B.; Therapiemanual Kopfschmerz, Köln: ISBN 3-980 1528-9-8, interaktiv im Internet: http://www.medizin.uni-koeln.de/projekte/dgss/
10 Zenz, Michael (Hrsg) (1993), Das Lehrbuch der Schmerztherapie, Stuttgart: WGS

Schmerz im Internet
Arbeitsgemeinschaft Wissenschaftlicher Medizinischer Fachgesellschaften
    Leitlinien Somatoforme Störungen Stand 27.2.01
    http://www.uni-duesseldorf.de/WWW/AWMF/ll/index.html
    http://www.uni-duesseldorf.de/WWW/AWMF/ll/psytm001.htm
Deutsche Gesellschaft zum Studium des Schmerzes
    http://www.medizin.uni-koeln.de/projekte/dgss/
International Association of Pain
    http://www.who.int/ina-ngo/ngo/ngo028.htm
Schmerztherapeutisches Ambulantes Netzwerk Köln
    http://www.medizin.unikoeln.de/stan/

Begutachtung in Anbetracht des ICIDH
Johann Breckner

Einleitung
In der sozialmedizinischen Begutachtung sind Erkrankungen oder Verletzungen insoweit relevant, als deren Folgen das individuelle Leistungsvermögen beeinträchtigen können. Bereits hier ist auch die zeitliche Dimension erkennbar. Ist bereit eine Chronifizierung oder Adaptation erfolgt, deren Ausmaß zu berücksichtigen ist, wie ist die Prognose? Die Beeinträchtigung muss zunächst dauerhaft sein, wenn auch gelegentlich zeitlich begrenzt. Das Leistungsvermögen bezieht sich nicht nur auf die zeitliche Dimension, sondern muss auch die somatischen, psychologischen und funktionsbezogenen Einschränkungen einbeziehen. Nach *Raspe* (10) handelt es sich hierbei um ein mehrdimensionales Konstrukt, dass die Bereiche der „impairments" und „disabilities" des ICIDH integriert und erweitert. Zwar hat Raspe (9) 5 Berufsfelder der Sozialmedizin genannt und dabei zwischen der klinischen und praktischen Sozialmedizin unterschieden, demgegenüber verweist man anderorts (16) auf die entwicklungsgeschichtliche Unterteilung in klinisch-praktische und akademisch-wissenschaftliche Sozialmedizin.

Während sich die klinische Sozialmedizin mit der Erfassung, Bewertung und Management von Krankheitsfolgen in Anlehnung an die WHO-Klassifikation von Behinderungen (ICDIH) befaßt, prüft die praktische Sozialmedizin vor dem Hintergrund bestehender sozialer Sicherungssysteme, inwieweit Sozialleistungen für Krankeitsfolgen in Betracht zu ziehen sind (10).

Die klinische Sozialmedizin versteht sich als „Leistungs- und Ganzheitsmedizin". Die praktische Sozialmedizin ist im wesentlichen Sozialversicherungsmedizin und damit Schwerpunkt der Begutachtung(15). Daß sich der Gutachter zukünftig enger, vor allem an die revidierte Fassung der internationalen Klassifikation halten wird, hat nicht nur praktische Bedeutung in der Nachvollziehbarkeit und Vergleichbarkeit der Gutachten, sondern dürfte auch eine Erleichterung für die Erstellung eines individuellen Leistungsprofiles darstellen.

ICD und ICIDH
Der ICD steht für „Internationale statistische Klassifikation der Krankheiten und verwandter Gesundheitsprobleme". Die Verschlüsselung von Krankheiten ist nicht neu, allerdings ist seit Erstellung des ICD-10 die Einführung des Einheitlichen Diagnoseschlüssels für die Rentenversicherung eine Neuerung. Zu vermerken ist auch, dass im Bereich der Rentenversicherung das Bundesministerium für Arbeit und Soziales zuständig ist (3). Der Unterschied zum Krankenversicherungsbereich, in Zuständigkeit des Bundesministeriums für Gesundheit, liegt in der Verschlüsselungstiefe. Die Rentenversicherung begnügt sich im Wesentlichen mit einer 3-stelligen Verschlüsselung. Nur die Kernklassifikation des ICD-10 besteht in einem 3-stelligen Schlüssel. Zudem enthält der ICD-10 nunmehr eine

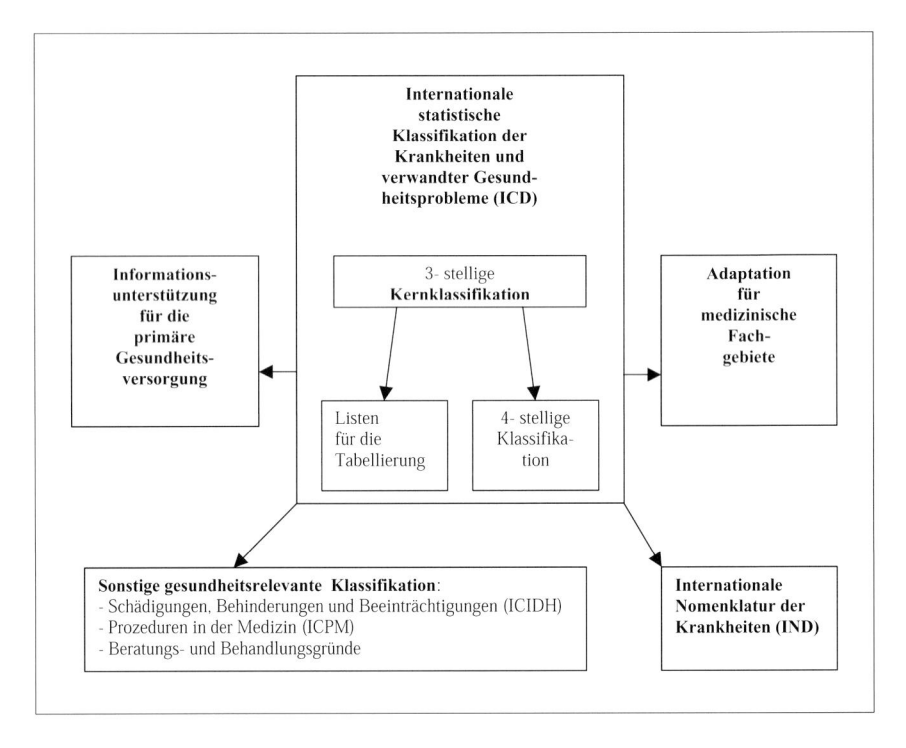

```
┌─────────────────────────────────────────────────────────────────────┐
│                    Internationale                                    │
│                    statistische                                      │
│                    Klassifikation der                                │
│                    Krankheiten und                                   │
│                    verwandter Gesund-                                │
│                    heitsprobleme (ICD)                               │
│                                                                      │
│  Informations-          3- stellige              Adaptation          │
│  unterstützung          Kernklassifikation       für                 │
│  für die                                         medizinische        │
│  primäre                                         Fach-               │
│  Gesundheits-                                    gebiete             │
│  versorgung                                                          │
│                                                                      │
│                   Listen           4- stellige                       │
│                   für die          Klassifika-                       │
│                   Tabellierung     tion                              │
│                                                                      │
│  Sonstige gesundheitsrelevante Klassifikation:   Internationale      │
│  - Schädigungen, Behinderungen und Beeinträchtigungen (ICIDH)  Nomenklatur der │
│  - Prozeduren in der Medizin (ICPM)              Krankheiten (IND)   │
│  - Beratungs- und Behandlungsgründe                                  │
└─────────────────────────────────────────────────────────────────────┘
```

„Familie" von krankheits- und gesundheitsrelevanten Klassifikationen, die gesondert vom Hauptteil des ICD-10 vorliegt.

In der Abbildung ist erkennbar, dass die ICIDH gesondert von der Hauptklassifikation zu finden ist. Die ICIDH stellt eine Klassifikation ohne Diagnosebezug dar, die als sonstige gesundheitsrelevante Klassifikation bezeichnet wird. Es werden also keine Krankheiten klassifiziert, keine Gesundheitsstörungen und auch keine Verletzungen. Es handelt sich um die Internationale Klassifikation der Schädigungen, Fähigkeitsstörungen und Beeinträchtigungen (impairments, disabilities and handicaps). ICD und ICIDH ergänzen sich.

Schon früher hat Raspe (10) auf das mehrdimensionale Krankheitsfolgemodell (1992) aufmerksam gemacht und auf die zeitlich und kausal geordnete Erkenntniskette im ICIDH hingewiesen. Impairments (klinische Manifestation von Krankheit) führen zu Disabilities (Einschränkungen bei der Durchführung basaler Aktivitäten) und diese schließlich zu Handicaps (soziale Nachteile).

Raspe plädiert für ein vielfach zu dimensionierendes erwerbsbezogenes Leistungsvermögen, eben auch im Hinblick auf Befindlichkeitsstörungen, die ihrerseits Auswirkungen haben können. Es seien daher im Nebeneinander der Dimensionen Profile des Leistungsvermögens zu bestimmen. Die verschiedenen Dimensionen können sich hierbei

auch wechselseitig erläutern. Das zu erstellende Leistungsvermögen /Profil erscheint hierdurch auch besser nachvollziehbar. Daher die Forderung nach Anerkennung der bereits erwähnten drei Grunddimensionen (10):
- eine somatischen bzw. biologischen Dimension mit z. T. krankheitsspezifischen Beschwerden und Befunden,
- eine emotions-, kognitions- und verhaltenpsychologisch zu definierende Dimension und eine funktionsbezogene Dimension, entsprechend der Ebene Disability.

Die Notwendigkeit der interdisziplinären Zusammenarbeit wird deutlich.

ICIDH-2

Zwischenzeitlich liegt die revidierte Fassung der Internationalen Klassifikation der Impairments, Disabilities und Handicaps (ICIDH-2) vor. Das Revisionsverfahren wurde 1997 vorläufig abgeschlossen. Das Ergebnis der internationalen Evaluation soll in die endgültige Fassung des ICIDH-2 einfliessen.

Die Revision der erstmals von der WHO 1980 veröffentlichten Fassung des ICIDH war notwendig wegen der Ergebnisse neuer Forschungen und praktischer Erfahrungen.

Die Bezeichnung ICIDH wurde beibehalten, obwohl unter dem Namen des *ICIDH-2* jetzt die *Internationale Klassifikation der Schäden, Aktivitäten und Partizipation* gemeint ist. Der ICIDH-2 versucht darzustellen, was infolge einer Krankheit, einer Schädigung, einer Verletzung oder anderer gesundheitsrelevanter Gegebenheiten (Alter, genetische Prädisposition usw.) geschehen kann. Es verbleibt somit bei der Komplementarität des ICD mit seinem biomedizinischen Konzept gegenüber dem ICIDH-2 mit seinem biopsychosozialen Konzept.

Klassifiziert wird insbesondere ein im Englischen als „Functioning" bezeichnetes Phänomen. Zu Deutsch hat man den Begriff „gesundheitliche Integrität" gewählt.

Der Begriff der *gesundheitlichen Integrität* unterstreicht erneut die ganzheitliche Sichtweise. Der Mensch soll in seiner Gesamtheitlichkeit erfasst und beurteilt werden und damit auch individuell, eine Forderung die seit jeher die Sozialmedizin bestimmt.

Jede Krankheit stört zunächst die Integrität – sei es die körperliche, geistige oder seelische. Die Genesung (zeitliche Dimension) kann vollständig sein. Sie kann aber auch zu einer Störung mit Eigendynamik führen, zu einem Chronifizierungsprozess (z. B. „Schmerzstörung") und dadurch ein besonderes Gewicht erhalten.

Zweifelsohne bezieht sich die ICDIH-2 im wesentlichen auf die Rehabilitation als Wiederherstellung oder Besserung der gesundheitlichen Integrität einer Person sowie der Verhütung von Störungen der gesundheitlichen Integrität.

Andererseits ist eindeutig festzustellen, dass das Ergebnis der Rehabilitation in Form des Entlassungsberichts nichts anderes als ein sozialmedizinisches Gutachten darstellt. Daher ist zu erwarten, dass sich die Rehabilitationseinrichtungen quasi als „Vorreiter" in der Anwendung des ICDIH-2 und damit auch der individuellen Leistungsbeurteilung im Referenzrahmen der gesundheitlichen Integrität auf der Ebene des Körpers mit seinen intrinsischen Systemen, der Ebene der Aktivitäten und der Ebene der Partizipation in der Gemeinschaft, erweisen.

Die *gesundheitliche Integrität* wird durch die folgenden drei Konzepte beschrieben (13):
1. Konzept der Körperstrukturen und -funktionen (körperliche, geistige und seelische Integrität und ihre Störungen). Die Schäden sind im *I-Kode* der ICDH-2 kodiert. Die Klassifikation der Funktionsstörungen enthält 11 Hauptkapitel und die der Strukturschäden 10.
2. Aktivitäts- oder Leistungskonzept (aktivitätsbezogene oder Leistungsintegrität und ihre Störungen). Die Aktivitäten bzw. Leistungsstörungen sind im *A-Kode* des ICDH-2 kodiert, der wiederum 10 Hauptkapitel enthält.
3. Partizipationskonzept (soziale Integrität und ihre Störungen). Die Schäden sind im *P-Kode* der ICDH-2 kodiert. Die Lebensbereiche werden in 7 Hauptkapiteln benannt.

Im engen Zusammenhang mit dem Partizipationskonzept wurde ein weiteres Konzept hinzugefügt, nämlich
4. das Konzept der Kontextfaktoren (gesellschaftlich und umweltbezogen). Die Schäden sind im *K-Kode* der ICDH-2 in 6 Hauptkapitel kodiert.

Kontextfaktoren können die Partizipation einer Person an einem Lebensbereich stützen, einschränken oder aufheben.

ad 1) Das Konzept der Körperstrukturen und -funktionen.
Hier wurde der organbezogene Ansatz des ICDIH insofern erweitert, als unter „Körper" der menschliche Organismus als Ganzes verstanden wird. Verluste oder Störungen von Körperstrukturen oder Funktionen werden weiterhin als „Schäden" („Impairments") bezeichnet:
„Ein Schaden ist ein Verlust oder eine Störung einer anatomischen *Struktur* oder einer physiologischen oder psychologischen *Funktion*".

Die Unterscheidung von Schäden der Struktur von denen der Funktion ist gewollt und entspricht der bisherigen Beurteilungsweise im Rahmen der sozialmedizinischen Begutachtung. Zur Beurteilung des Ausmaßes der Schäden können Assesmentinstrumente zum Einsatz kommen. Schäden sind grundsätzlich nicht dasselbe wie die zugrunde liegende Pathologie, sondern Manifestationen der Pathologie.

ad 2) Aktivitäts- oder Leistungskonzept.
„Eine Leistung (Aktivität) einer Person ist gestört, wenn die Person (zum Untersuchungszeitpunkt) nicht in der Lage ist, die Leistung (Aktivität) zu erbringen oder wenn sie Schwierigkeiten hat, die Leistung (Aktivität) durchzuführen".

Der A-Kode wird durch zwei zusätzlichen *Kennungen* versehen. Den *Grad der Schwierigkeit*, eine bestimmte Aktivität durchzuführen, bezeichnet man mit:
  0 = keine Schwierigkeiten
  1 = leichte Schwierigkeiten
  2 = mittlere Schwierigkeiten
  3 = ernste Schwierigkeiten
  4 = nicht in der Lage die Aktivität durchzuführen

Die zweite Kennung ist optional und beschreibt von 0 – 3, welche *Hilfe* notwendig ist. Hilfe, auch nonpersonale, beseitigt zwar nicht den Schaden, kann aber eine Leistungsstörung mindern oder beseitigen.

Indem nicht nur auf Leistungsstörungen abgestellt wird, ist der A-Kode durchaus auch zur Leistungsbeurteilung im Rahmen der Erstellung eines positiven und negativen Leistungsbildes geeignet.

Das Aktivitäts- oder Leistungskonzept ist eine Weiterentwicklung des Disability-Konzeptes. Fähigkeiten und Fertigkeiten zur Durchführung von Aktivitäten gehören in den Bereich der Diagnostik und sind auf der Befundebene angesiedelt, mithin den Störungen der Körperstrukturen und -funktionen zugehörig. Als Beispiel wird (13) die Unfähigkeit einen Text zu lesen, angegeben, wobei hierfür vielfältige Ursache vorliegen können, z. B. das Fehlen einer Brille bei hochgradiger Weitsichtigkeit bis zu Analphabetismus.

Die Feststellung von Aktivitätsstörungen ist Teil der Leistungsdiagnostik. Es ist auch vermerkt, daß der Begriff der Leistung gewählt wurde, weil dieser Begriff in der sozialmedizinischen Begutachtung und auch in der Rehabilitation in Deutschland bereits eingeführt war.

ad 3) Das Partizipationskonzept
Dieses Konzept ist im Rahmen des ICIDH-2 völlig neu entwickelt worden. Wenn für die *Wiederbefähigung* die Befundung der *Schäden* und der *Aktivitäten* anzuwenden sind, so ist zur Befundung der *Reintegration* bzw. der Integration das *Partizipationskonzept* zuständig. Damit wurde das Handicap-Konzept abgelöst.

Vorläufige Definition:
„Die Partizipation einer Person an einem Lebensbereich ist gestört, wenn die Teilhabe der Person an dem Lebensbereich ausgeschlossen oder nach Art und/oder Umfang vermindert ist".

Der anzuwendende P-Kode wird ebenfalls durch zwei *Zusatzkennungen* ergänzt. Die erste Zusatzkennung bezieht sich auf das *Ausmaß der Partizipation:*
0 = Uneingeschränkte Partizipation unter allen üblichen Bedingungen (unabhängig von Kontextfaktoren).
1 = Uneingeschränkte Partizipation, es besteht jedoch das Risiko einer Partizipationsstörung.
2 = Partizipation mit Einschränkungen. Die Person hat in einigen Situationen uneingeschränkte Partizipation, in anderen Situationen ist sie jedoch mehr oder weniger eingeschränkt.
3 = keine Partizipation
7 = Nicht erwartet (aufgrund sozialer oder kultureller Standards, aus Alters- oder Geschlechtsgründen etc.).
8 = Nicht bestimmt
9 = Nicht anwendbar

Die zweite Zusatzkennung kann dann angewandt werden, wenn die Partipation als nicht uneingeschränkt beurteilt wurde. Hierdurch kann man:
a) den Kontextbereich angeben, der die Partizipation verbessern würde, und
b) den Kontextbereich angeben, der für das Ausmass der Partizipationsstörung verantwortlich ist.

Wichtige Einzelaspekte der Partizipation sind „Zugang", „Teilhabe", „Teilnahme", „Inanspruchnahme", und „Eingliederung".

Die Partizipation umschreibt die Relation einer Person mit gesundheitlichen Problemen mit der Umwelt in weitem Sinne. Auch Änderungen der sozialen oder wirtschaftlichen Bedingungen können die Partizipation der Person verbessern, verschlechtern oder unverändert lassen. Mit der Partizipation werden Lebensbereiche klassifiziert. Damit ist die Möglichkeit gegeben jeden Lebensbereich zu beurteilen und auch die Intensität der Teilnahme (Grad der Partizipation in Bezug auf die 7 Hauptkapitel im P-Kode). Partizipation in einem Lebensbereich wird als Interaktion zwischen Person und Kontextfaktoren verstanden.

ad 4) Das Konzept der Kontextfaktoren
Kontextfaktoren können eine Partizipationsstöung im positiven wie auch im negativen Sinne bestimmen. Unter Kontextfaktoren versteht man alle Aspekte der Gesellschaft und der physikalischen Umwelt im o.g. Sinne. Die Kontextfaktoren können, obwohl sie zur näheren Beschreibung der Partizipation entwickelt wurden, bei der Entstehung von Schäden oder Leistungsstörungen eine Rolle spielen.

Sehr nützlich erweist sich die Bestimmung der Kontextfaktoren zu Fragen der Sicherung der Eingliederung und auch der Wiedereingliederung insbesondere im rehabilitativen Bereich.

Der Bezug des ICIDH-2 als Klassifikation von Befunden und Symptomen, von Störungen der gesundheitlichen Integrität, zur Rehabilitation wird klar.

Es fehlt bisher noch eine allgemeine Systematik von Rehabilitationsdiagnosen.

Die Angaben im vorstehenden Kapitel beziehen sich ausschliesslich auf die Ausführungen in (13) Schuntermann M: Die revidierte Fassung der internationalen Klassifikation der Impairments, Disabilities und Handicaps (ICIDH-2). Was ist neu?; Verband Deutscher Rentenversicherungsträger (VDR), Die Rehabilitation 9 – 10, p: 529 – 542 (1997)

Begutachtung

Die Anforderungen an den sozialmedizinischen Gutachter sind hoch. Er soll alle für die Bedeutung des Falles wichtigen Daten (umfassende *Anamnese*, Aktenlage) erfassen. Die Unterscheidung zwischen spontanen Aussagen, Antworten auf gezielte Fragen, Angaben aus Akten und Dokumenten sollte sichtbar sein. Nonverbale Äusserungen sind zu dokumentieren. Die Sozial- und Arbeitsanamnese muß komplett sein. Ein qualitatives und quantitatives Anforderungsprofil im letzten Beruf wird gefordert.

Ist der somatische und psychische *klinische Befund* ausreichend präzise und fachgerecht dokumentiert, sind Standards eingehalten, Normalbefunde genannt (im Hinblick auf Anamnese und ärztliche Atteste/Äusserungen) und Befunde, die für die Beurteilung besondere Bedeutung haben, ausreichend gewürdigt? Man sollte auch möglichst „objektivierbare" Befunde erheben.

Die *Diagnostik* muss ausreichend, aber nicht übermäßig sein und die angewandten Untersuchungsmethoden der Problematik des Falles entsprechen. Begleitumstände müssen festgehalten werden.

Die *Diagnosen* sollen präzise und entsprechend der Wertigkeit aufgeführt werden. Es sollen möglichst sozialmedizinische Diagnosen (14) sein, die auch die Funktionseinschränkungen wiedergeben (sog. Funktionsdiagnosen).

In der *Epikrise* müssen alle relevanten Daten berücksichtigt werden, mit Interpretation der Untersuchungsbefunde und einer Diskussion der Anamnese und Befunde. Die Unterscheidungen zwischen Befund und Befindlichkeit (2 u.6) sowie zwischen gutachterlichen Interpretationen und gutachterlichen Feststellungen sollten deutlich sein. Eine angemessene, fachgerechte, plausibel nachvollziehbare und synoptische Gesamtdarstellung des Falles wird erwartet. Es soll auch klar erkennbar sein, weshalb ein entsprechendes Krankheitsbild (evtl. abweichend von ähnlich gelagerten Fällen) zu entsprechenden Leistungseinschränkungen führt.

Die abschließende *sozialmedizinische Stellungnahme* sollte die Beweisfragen eindeutig beantworten (5) und eine qualitative und quantitative Leistungsbeschreibung enthalten mit positivem und negativem Leistungsbild. Zur Prognose sollte ebenfalls Stellung genommen werden.

Sind all diese Anforderungen an die Qualität eines Rentengutachtens auch in Anlehnung an den ICIDH-2 erfüllbar? Das Denken in Konzepten, wie im ICIDH-2 vorgegeben, zwingt dazu, in Beschreibung der gesundheitlichen Integrität eine umfassende *Anamnese* zu erheben. Sie wird insofern zeitaufwendigstes Kernstück des Gutachtens sein. Wie kann es denn sein, dass ein Kraftfahrer wegen eines Bandscheibenvorfalls ohne neurologische Ausfälle seinen Beruf nicht mehr ausführen kann wegen „glaubhaften" Beschwerden. Hier ist nicht „Kriminalistik" gefragt, sondern als erstes die umfassende Anamnese. Wie anders kann man Informationen erhalten über das Wie, Wann, Wo, Wie lange, Wie oft als über die gesamte Eigen- und ggf. Fremdanamnese, den Tagesablauf, die vegetative, die berufliche (mit konkreter Schilderung der Tätigkeit) und soziale Anamnese usw. Bereits hier ergeben sich Hinweise auf Aktivitätsstörungen (A-Kode) auf verschiedenen Ebenen, die allerdings noch auf der Ebene der Schäden zu verifizieren sind. Auch Hinweise auf Partizipationsstörungen mit Bezug auf die verschiedenen Lebensbereiche als Interaktion der Person mit Kontextfaktoren sind so zu erhalten. Erst in dieser komplexen Implikation kann sich bereits ein Bild mit einer quasi „inneren Logik" ergeben, dass eine nachvollziehbare Leistungsbeurteilung vorwegnimmt und damit erleichtert.

Befunde sollten, wie erwähnt, verifiziert werden – in der Struktur und in der Funktion. Die enge Verbindung zur *Diagnostik* wird sichtbar. Der ICIDH-2 unterscheidet strikt zwischen Strukturen und Funktionen. Hiernach sind Schäden ihrer Art nach Befunde oder Symptome, die als solche grundsätzlich direkt oder indirekt zu beobachten sind und die eine wichtige Grundlage für die Diagnostik darstellen. Der Strukturschaden Bandscheibenvorfall stellt insofern noch keine *sozialmedizinische Diagnose* dar, auch nicht der im CT oder MRT nachgewiesene Bandscheibenschaden. Wenn jetzt der Kraftfahrer Beschwerden angibt, die auch nur teilweise mit der Symptomatik eines Bandscheibenschadens korrelieren, auch wenn der Untersuchungsbefund nicht besonders auffällig ist, wird der Gutachter geneigt sein, einen direkten Zusammenhang zu sehen und damit ein eingeschränktes Leistungsvermögen. Dieses Urteil mag verfrüht sein, denn es fehlen wichtige Aspekte der im ICIDH-2 genannten gesundheitlichen Integrität. Zum Beispiel können Kontextfaktoren nicht nur die Partizipation in einem Lebensbereich stören oder sogar verbessern, sondern sie können für sich allein auch bei der Entstehung von Schäden oder Leistungsstörungen eine Rolle spielen (Schmerzstörung). Hat ein Kraftfahrer als Rentenantragsteller seine Arbeitsstelle (soziale Anamnese) verloren oder gar den Führerschein, so wäre die Partizipationsstörung augenscheinlich. Einfache „Schmerzskalen" von 1 – 10, die vorgelegt werden zur Selbstbestimmung der Schmerzintensität (4), sind in Gutachten nicht verwertbar. Assessmentinstrumente (12) müssen geeignet sein. Der alleinige „krankheitsorientierte" Ansatz in der bisherigen Begutachtungspraxis kann durchaus zu ähnlichen Fehleinschätzungen führen. Mangels ausreichendem integrativen Denkansatz muß z. B. die „Glaubhaftigkeit" der Beschwerden herangezogen werden. Damit aber ist der Unterschied zwischen gutachterlicher Interpretation, gutachterlicher Feststellung und einer Hypothese nur noch schwer auszumachen.

Die Anlehnung an die Konzepte des ICIHD-2 mit ihrem eher „behindertenorientierten" Ansatz kann also eine Hilfe zur besseren Beurteilung und Verständlichkeit darstellen. Hilfreich wäre die Zusammenführung der beiden genannten Ansätze zu einem „integritätsorientierten" Ansatz.

In der *epikritischen* Zusammenfassung kann man am besten alle bisherigen Daten und Befunde, synoptisch und in klarer zeitlicher Abfolge, darstellen, dieses auch gesondert für jede relevante Störung. Hieraus lassen sich bereits für jede Beeinträchtigung Leistungsprofile (in Anlehnung an Raspe) herauslesen. Es können jetzt schon Bereiche der gestörten Aktivität genannt werden und wie sich diese auf die Leistungsfähigkeit auswirken. Eine Partizipationsstörung kann im Zusammenhang dargestellt werden sowie auch deren positive oder negative Beeinflussung durch Kontextfaktoren. Aus der bisherigen Darstellung ergeben sich die qualitativen Einschränkungen. Diese fallen insbesondere dann ins Gewicht, wenn in der Zusammenschau erhebliche Einschränkungen vorliegen, die sich bei jedem denkbaren Arbeitsplatz auswirken.

In der *sozialmedizinische Beurteilung* soll nun Stellung genommen werden zum verbliebenen körperlichen und geistigen Leistungsvermögen unter Nennung qualitativer und quantitativer Merkmale im Rahmen eines positiven und negativen Leistungsbildes. Die Schwierigkeiten, die sich hierbei ergeben, beruhen z. T. darauf, dass im Sozialrecht der *Krankheitsbegriff als Zustand des Krankseins,* anders als in der Medizin, durch die Quantität der Regelwidrigkeiten und ihre funktionellen Auswirkungen auf die Erwerbsfähigkeit geprägt ist als durch seine Qualität. Die gesundheitliche Integrität einer Person ist aber eher durch „Qualitäten" geprägt. Dieses bereitet die oft erwähnten Probleme der Umsetzung des Leistungsvermögens in einen quantitativen Rahmen, d. h. die Feststellung, ob eine Person noch z. B. ganztägig oder nur noch für eine gewisse Stundenzahl einsetzbar ist. Diese Problematik gilt auch für das Begriffspaar Erwerbsfähigkeit – Leistungsfähigkeit. Erwerbsfähigkeit ist ein juristisch definierter Begriff und sollte in der Sozialmedizin nicht verwendet werden.

Im Sozialrecht spielt aber nicht nur die Krankheit eine Rolle, sondern auch die *Schwäche der körperlichen und geistigen Kräfte*. Hierbei muss kein regelwidriger Körper- oder Geisteszustand vorliegen. Hier kann der Begriff der gesundheitliche Integrität im ICIDH-2 ebenfalls zu einer adäquaten Beschreibung eines positiven und negativen Bildes dienen.

Schlussfolgerungen

Der Rentengutachter soll unter Mitberücksichtigung von quantitativen und qualitativen Einschränkungen eines bestimmten Individuums nachvollziehbar ein positives und negatives Leistungsbild darstellen. Es soll dabei ein ganzheitliches Bild der Person vermittelt werden. Gerade die ganzheitliche Betrachtungsweise des Individuums, würde sie immer Beachtung finden, wäre auch der Garant für die Nachvollziehbarkeit.

In dem ein in sich geschlossenes Bild der Person mit seinen Funktionsstörungen, Leistungsstörungen und Teilhabestörungen vermittelt wird, ergibt sich ein Gesamtbild – ein ganzheitliches Bild –, das eine Leistungsbeurteilung erlauben kann. Das heisst, der ICIDH-2 kann durchaus ein geeignetes Instrument sein, um den bisherigen Anforderungen an ein sozialmedizinisches Gutachten oder an einen Heilverfahrensentlassungsbericht besser gerecht zu werden. Tatsächlich nimmt nun der ICIDH-2 in der noch nicht endgültigen deutschen Fassung primär Bezug auf die Rehabilitation. Daher wurde auch die Erwartung an die „Vorreiter-Rolle" der Rehabilitationseinrichtungen bereits angesprochen. Die Umsetzung ist bisher allerdings nur zögerlich und vereinzelt erfolgt. Gutachten in Anlehnung an den ICIDH-2 sind sicher selten anzutreffen. Die Anwendung des ICIHD-2 ist sicherlich zumindest anfangs zeitaufwendiger als bisher angewandte Verfahren, weil auch die Erfassung komplexer ist. Es ist auch ein Umdenken in Konzepten erforderlich.

In der bisherigen Fassung kann der ICDIH-2 auch bei der Begutachtung Anwendung finden. Die Gutachten können dadurch nicht nur an Gehalt – d. h. Qualität –, sondern auch an Nachvollziehbarkeit gewinnen.

Literatur

Barolin G S: Weiterentwicklung der ICIDH-Skalen; Neurologie und Rehabilitation 3 No 2, p: 126 – 128 (1997)

Bischoff C, Czikkely M, Diehl S, v. Pein A, Rommel C, Schuster B: Sozialmedizinische Leistungsbeurteilung in der stationären Schmerztherapie; Praxis Klinische Verhaltensmedizin und Rehabilitation 51, p: 40 – 52 (2000)

Cibis W: Die ICD-10 und der Einheitliche Diagnoseschlüssel der Rentenversicherung; Rehabilitation 39, p: 65 – 76 (2000)

Großgarten K: Zielrichtungen der Qualitätssicherung in der sozialmedizinischen Rentenbegutachtung; Med Sach 92, No 4, p: 130 – 133 (1996)

Hausotter W: Aufgaben und Stellung des ärztlichen Gutachters; Gesundheitswesen 2000 62, p: 468 – 472

Lübke W, Ehlebracht-König I: Arbeitsunfähigkeitszeiten und Reha – ein Widerspruch? Neuentwicklung eines Rehakonzeptes unter spezieller Berücksichtigung der sozialmedizinischen Problematik; Orthop Praxis 33, 8, p: 495 – 501 (1997)

Müller K, Hellmann Ch: Neue Begriffe und Definitionen in der Rehabilitation; Phys Rehab Kur Med 8, P. 181 – 183 (1998)

Protz W, Gerdes N, Maier-Richle B, Jaeckel WH: Therapieziele in der medizinischen Rehabilitation; Rehabilitation 37, Suppl. 1, p: 24 – 29 (1998)

Raspe H H: Bericht über die 28. Jahrestagung der Deutschen Gesellschaft für Sozialmedizin und Prävention – Lübeck 29. – 03.10.92; Gesundheitswesen 55, p: 97 – 98 (1993)

Raspe H H: Das erwerbsbezogene Leistungsvermögen – eine zentrale Kategorie der praktischen Sozialmedizin; Gesundheitswesen 56, p: 95 – 102 (1994)

Raspe H H: Rehabilitation und Sozialmedizin; Gesundheitswesen 1996. p:183 – 187 (1996)

Sartorius N, Janca A: Psychiatric assesment instruments developed by the World Health Organization; Soc Psychiatry Psychiatr Epidemiol 31, p: 55 – 69 (1996)

Schuntermann M: Die revidierte Fassung der internationalen Klassifikation der Impairments, Disabilities und Handicaps (ICIDH-2). Was ist neu?; Verband Deutscher Rentenversicherungsträger (VDR), Die Rehabilitation 9 – 10, p: 529 – 542 (1997)

VDR (Hrsg): Sozialmedizinische Begutachtung in der gesetzlichen Rentenversicherung; Gustav Fischer Verlag Stuttgart, Jena, New York 1995

Weber A, Strebl H, Lehnert G: Sozialmedizin 2000: Ein Fach auf der Suche nach seiner Identität; Arbeitsmed Sozialmed Umweltmed 30, p: 440 – 450 (1995)

Weber A, Lehnert G: Sozialmedizin – Warum eigentlich? Ein Plädoyer für die soziale Dimension in der Humanmedizin; Arbeitsmed Sozialmed Umweltmed 34, p: 492 – 498 (1999)

Neuropathischer Schmerz
Lothar Hanisch

Schmerz kann als eine Reaktion verstanden werden, die auf verschiedenen Ebenen des Organismus abläuft: der subjektiv-psychologischen, der motorisch-verhaltensmäßigen und der physiologisch-anatomischem Reaktionsebene. Die Korrelation zwischen diesen Ebenen ist häufig gering, d. h. das Ausmaß des objektiv feststellbaren Körperschadens steht in keinem nachvollziehbaren Verhältnis zum subjektiven Beschwerdebild. Diese Situation ist vor allem im Kontext der Begutachtung eher die Regel als die Ausnahme. Niemand wird ernsthaft bezweifeln, daß es Aggravation und Simulation gibt, aber auch im Rahmen der Begutachtung ist es angemessen, zunächst davon auszugehen, daß ein Proband, der über Schmerzen klagt, auch Schmerzen hat.

Nur wenn der Untersuchte sich angenommen fühlt, wird es gelingen, eine vertrauensvolle Atmosphäre herzustellen, die für die Erfassung und Bewertung eines vielschichtigen Problems unabdingbar ist. Schon Oppenheim (1894) warnte davor, „die Untersuchung ohne weiteres auf Betrug-Entlarvung zuzuspitzen". Suchenwirth (1977) hat zu Recht darauf hingewiesen, daß Gutachter durch unfreundliches und ablehnendes Verhalten eine negative Regelkreis in Gang setzen können: Der Untersuchte glaubt sich unverstanden und übertreibt, der Gutachter nimmt die Übertreibung wahr und bagatellisiert, der Untersuchte übertreibt noch mehr und gerät – oft wider Willen – in eine Kampfhaltung, aus der heraus er seine Symptome und Beschwerden noch akzentuierter darstellt.

Akute Schmerzen sind jedem bekannt, es handelt sich um ein „Urphänomen des Lebens" (Frey 1978), sie zeigen eine aktuelle oder eine drohende Gewebsschädigung an und lösen koordinierte Reflexe und Verhaltensantworten aus, die das Ziel haben, den Schaden möglichst gering zu halten. Wenn die Gewebsschädigung eingetreten ist, beginnt eine Stoffwechselkaskade im peripheren und zentralen Nervensystem, die zu einer Schmerzüberempfindlichkeit im betroffenen Gewebe führt, dadurch wird erreicht, daß der Verletzte sich ruhig verhält, um weitere Schäden zu vermeiden.

Chronische Schmerzen haben im Gegensatz zu akuten Schmerzen keinen biologischen Sinn, sie führen zu Leid und Verzweiflung und können je nach den besonderen Konstellationen des Einzelfalls durchaus einen psychosozialen Sinn haben oder bekommen.

Unter pathogenetischen Gesichtspunkten können Schmerzen in folgende Hauptkategorien eingeteilt werden:
1. nozizeptiver Schmerz,
2. neuropathischer Schmerz,
3. Schmerzen multifaktorieller Ätiologie,
4. Somatoforme Schmerzstörung (F 45.4)

Noziceptive Schmerzen entstehen durch die Stimulation schmerzleitender Fasern durch chemische, mechanische oder thermische Noxen, die zur Freisetzung algogener Substanzen und damit zur Erregung von Nozizeptoren führen.

Beim nozizeptiven Schmerz sind die peripheren und zentralen Strukturen der Nozizeption intakt.

Nozizeptive Schmerzen sind in der Praxis häufig, typische Beispiele sind:
Gelenkerkrankungen,
Frakturen und Kontusionen,
Haut- und Schleimhautverletzungen,
extraartikuläre rheumatische Erkrankungen,
Myokardinfarkt und andere Ischämieschmerzen,
viszerale Schmerzen.

Neuropathische Schmerzen sind pathologische Schmerzen, sie entstehen durch ektope neuronale Impulsaktivität. Pathognomonisch sind Sensiblitätsstörungen in Form einer Hyperästhesie, Dysästhesie, Hyperalgesie oder Allodynie. Klinische Symptome sind brennende Spontanschmerzen, einschießende Schmerzattacken und evozierte Schmerzen.

Ursache chronischer Schmerzen ist häufig eine morphologische Schädigung bestimmter Strukturen des peripheren oder zentralen Nervensystems. Die Terminologie von Schmerzsyndromen, die durch Veränderungen des Nervensystems unterhalten werden, ist uneinheitlich, sie spiegelt letztlich unser immer noch unzureichendes Verständnis des Phänomens Schmerz wider.

Traditionell werden außergewöhnliche Schmerzen oft nach der Erkrankung benannt, die ihnen vorausging, so spricht man z. B. von einer postherpetischen Neuralgie, einer diabetischen oder alkoholischen Neuropathie. Die nach einer peripheren Nervenverletzung auftretenden qualvollen, brennenden Schmerzen werden ebenso wie die Schmerzen nach einem Thalamusinfarkt als Kausalgie bezeichnet, obligate Begleitsymptome der Kausalgie sind trophische Störungen. Deafferenzierungsschmerz, der nach Nervenwurzelausrissen und Armplexusläsionen auftritt, zeigt hinsichtlich der Symptomatologie weite Überschneidungen mit der Kausalgie. Unter Anaesthesia dolorosa versteht man einen intensiven, brennenden, unerträglich qualvollen Schmerz in einem gefühllosen Hautareal.

Neuropathischer Schmerz wird nach der Definition der International Association for the Study of Pain (IASP) durch eine Läsion oder Dysfunktion des Nervensystems verursacht oder ausgelöst. Schmerzreize führen normalerweise zu einer Erregung nozizeptiver Fasern, die zum Hinterhorn des Rückenmarks projizieren. Zwei Arten afferenter Fasern werden unterschieden: Myelinisierte A-delta-Fasern und nichtmyelinisierte C-Fasern. Die schwach myelinisierten A-delta-Fasern (12 – 30m/sec) haben eine höhere Leitgeschwindigkeit als die nicht myelinisierten C-Fasern (0,5 – 2m/sec), daher wird angenommen, daß die A-delta-Fasern den scharfen, stechenden, gut lokalisierbaren und die C-Fasern den langanhaltenden, dumpfen und schlecht lokalisierbaren Schmerz leiten. A-delta- und C-Fasern enden an den Laminae I und II des Hinterhorns, hier erfolgt die Umschaltung auf das zweite Neuron der Schmerz-Bahn.

In allen Schichten des Hinterhorns des Rückenmarks kommen auch Neurone vor, die keinen nozizeptiven, sondern einen taktilen Input erhalten. Bei einer Durchtrennung oder einer Teilschädigung peripherer schmerzleitender Fasern projizieren stark myelinisierte, schnelleitende A-beta-Fasern, die taktile Reize leiten, auf nozizeptive Neurone im Hinterhorn, dies erklärt das Phänomen der Allodynie – d. h. einer Schmerzempfindung bei Einwirkung normalerweise nicht schmerzhafter Reize. Es gibt Hinweise dafür, daß sich auch das Verhalten peripherer Nozizeptoren unter der Einwirkung von Noxen ändert.

In Gelenk-, Muskel-, Haut- und viszeralen Nerven ließen sich afferente Fasern nachweisen, deren sensorische Endigungen selbst durch noxische Reize auf das normale Gewebe nicht so weit zu erregen waren, daß fortgeleitete Aktionspotentiale erzeugt wurden. Diese afferenten Neurone bezeichnet man als primär mechanoinsensitive Afferenzen oder stumme Nozizeptoren (Dudel, Menzel, Schmidt 1996).

Welche pathophysiologischen Veränderungen im Einzelfall erforderlich sind, um stumme Nozizeptoren zu aktivieren, ist nicht genau bekannt. Die Erfahrung, daß nicht alle Menschen, die einen Herpes zoster durchmachen, eine postherpetische Neuralgie bekommen, weist darauf hin, daß es nicht unerhebliche interindividuelle Unterschiede geben muß. Denkbar sind noch nicht erkennbare, unterschiedlich ablaufende biochemische lokale Stoffwechsel-Prozesse, aber auch Varianten in der zentralen Modulation der Schmerzleitung.

Das lokale Stoffwechselmilieu des Axons ist eine Schlüsseldeterminante für die Struktur und Funktion des sensorischen Neurons. Die Schwannschen Zellen isolieren nicht nur das Axon, sondern kontrollieren auch seine sensorische Funktion, z. B. durch die Expression von Natriumkanälen und ihre Verteilung entlang des Axons. Eine Schädigung der Schwannschen Zelle durch eine mechanische Verletzung verursacht eine Veränderung der Myelin- und NGF-Produktion (NGF = nerve growth factor), welche einen erheblichen Einfluß auf die umgebenden, nicht verletzten Neurone haben kann.

Zahlreiche Beispiele für eine aktivitätsabhängige Genexpression im Nervensystem sind beschrieben worden und Noxen, die die Aufnahme von Reizen ins Rückenmark verändern, werden langfristig einen Einfluß auf Gestalt und Funktion der Nervenzellen haben. Normale sensorische Funktionen sind abhängig von einem physiologischen Stoffwechselmilieu und jede Veränderung dieses empfindlichen Gleichgewichts führt zu einer Alteration der Erregbarkeit schmerzleitender Strukturen und erklärt, warum unterschiedlichste Krankheiten zu einem sehr ähnlichen Schmerz führen können.

Einteilung neuropathischer Schmerzsyndrome

Fokal: Engpaßsyndrome
Trigeminusneuralgie
Chronische Radikulopathien
CRPS I (sympathische Reflexdystrophie)
CRPS II (Kausalgie)
Phantomschmerz
Stumpfschmerz
Herpes Zoster – postherpetische Neuralgie
Posttraumatische Neuropathie
Diabetische Mononeuropathie
Thalamusschmerzen

Diffus (PNP): Diabetes mellitus
Alkohol
Amyloidose
Multiples Myelom
AIDS-Neuropathie
Guillian-Barré-Syndrom
Vitamin B-Mangel
Toxisch: Arsen, Thallium usw.
(modifiziert nach R. Baron 2000)

Die Pathogenese neuropathischer Schmerzen ist heterogen und unzureichend verstanden – folgende Entstehungsmechanismen werden diskutiert:
1. Sensiblisierung peripherer Nozizeptoren (Ausbildung von Ruheaktivität, erniedrigter Reizschwelle, supranormaler Reizantwort)
2. Sensibilisierung nozizeptiver Neurone im Hinterhorn
3. Degeneration nozizeptiver Neurone führt zur Umorganisation synaptischer Strukturen im Hinterhorn. Berührungsafferenzen bilden Verbindungen mit nozizeptiven Neuronen.
4. Neurotropine, die bei Läsionen von Nervengewebe freigesetzt werden, induzieren eine Sensibilisierung des nozizeptiven Systems.
5. Periphere Nervenläsionen können zu einer pathologischen Interaktion zwischen nozizeptiven Strukturen und dem sympathischen Nervensystem führen (CRPS I = sympathische Reflexdystrophie, M. Sudeck / CRPS II = Kausalgie).

Neuropathischer Schmerz tritt verzögert auf, Zeichen einer Gewebsschädigung finden sich in den schmerzhaften Regionen nicht, meist jedoch Gefühlsstörungen, die sich nicht streng an bekannnte Innervationsareale halten, leichte Berührungen können heftige Schmerzen auslösen und kräftige Reize werden in diesen Arealen meist gut toleriert.

Eine wirksame Pharmakotherapie ist nur für die Trigeminusneuralgie bekannt, die meist gut auf Carbamazepin anspricht, bei anderen neuropathischen Schmerz-Syndromen sind die üblichen Analgetica meist nicht ausreichend wirksam und die besten Erfolge sind mit Antikonvulsiva, Antiepileptika und Neuroleptika zu erzielen. Die Wirksamkeit von Opiaten und Opoid-Analgetika wird kontrovers diskutiert.

Schmerzempfinden ist immer an Bewußtsein gebunden und daher ein sehr subjektives Phänomen, seine Wahrnehmung, Verarbeitung und die daraus resultierende Verhaltensmodulation ist nicht linear. Obwohl die Erkenntisse der Hirnforschung in den letzten Jahren in einem kaum vorstellbaren Umfang zugenommen haben, ist eine Erklärung des Phänomens Bewußtsein bisher nicht möglich, das sollten wir weder bei der Behandlung noch bei der Begutachtung von Schmerzen vergessen.

Literatur
1 Oppenheim H.: Lehrbuch der Nervenkrankheiten. Karger Berlin 1894
2 Suchenwirth R.M.A.: Neurologische Begutachtung. G. Fischer Verlag, Stuttgart, New York 1977

3 Frey R. in R. Melzack: Das Rätsel des Schmerzes. Hippokrates-Verlag, Stuttgart 1978
4 Dudel, Menzel, Schmidt: *Neurowissenschaft* – Vom Molekül zur Kognition Springer-Verlag, Berlin, Heidelberg, New York
5 Baron R.: Neuropathische Schmerzen - Anaesthesist 2000. 49: 373 – 386; Springer Verlag

Der chronische Rückenschmerz und seine Begutachtung
Rüdiger Reck

Zusammenfassung
Rückenschmerzen, insbesondere der chronische Rückenschmerz, ist nicht nur ein medizinisches und psychologisches, sondern letztendlich auch ein volkswirtschaftliches Problem, da enorme Kosten durch Behandlungen, Reha-Maßnahmen, Renten und Arbeitsausfälle verursacht werden. Die Ursachen dieser Beschwerden sind vielfältig und bleiben häufig unklar. Geändert hat sich seit 20 Jahren nicht die Art der Rückenschmerzen, sondern die Bewertung und der Umgang damit. Übereinstimmend mit den Angaben aus der Literatur bringen bei chronifizierten Rückenbeschwerden wahrscheinlich nur multimodale Behandlungskonzepte unter Berücksichtigung medizinisch/somatischer, psychosozialer und trainingswissenschaftlicher Erkenntnisse einen Erfolg. Für „Schmerzsachverhalte" gelten die allgemeinen Rechtsmaßstäbe und begutachtungsmethodischen Regeln. Typische Entscheidungs- und Beurteilungsprobleme resultieren aber insbesondere aus den Schwierigkeiten der ärztlichen Erfassung und Bewertung des Schmerzes.

Nach der neuen Nomenklatur wird derzeit Rückenschmerz in akut und chronisch eingeteilt, außerdem unterscheidet man zwischen spezifischen und unspezifischen Rückenschmerzen. Spezifische Rückenschmerzen haben eine geklärte Ätiopathogenese und können spondyläre und extraspondyläre Ursachen haben, d. h. ist eine irritierte Struktur identifizierbar, können also Schmerzen als diskogen, myogen, arthrogen, neurogen usw. angenommen werden. In nur 10 – 15 % der Fälle mit akuten Rückenschmerzen kann eine anatomische Läsion gefunden werden. Die restlichen 80 – 85 % der Fälle sind unspezifisch. Aus diesem Grunde stellen wir dann immer wieder völlig unklare Diagnosen, meist Nominaldiagnosen ohne Erklärungswert. Bei 90 % der Patienten mit einer spezifischen Läsion ist die Pathologie der Bandscheibe die Ursache, welche zu einer radikulären Symptomatik führt. Grundsätzlich haben Rückenschmerzen eine gute Prognose. Viele der Betroffenen suchen erst gar keinen Arzt auf; die meisten sind bereits nach einer Woche wieder arbeitsfähig. In 90 % der Fälle sind Rückenschmerzen mit einfachen Maßnahmen wie körperlicher Entlastung, Analgetika, Muskelrelaxantien sowie Physiotherapie innerhalb von 3 Monaten erfolgreich zu behandeln.

Nach einer Klassifikation der „International Association for the study of pain" wird dann von chronischen Schmerzen gesprochen, wenn sie drei Monate nach Beginn einer akuten Schmerzepisode immer noch andauern oder intermittierend erneut auftreten. Es gibt weitere Definitionen verschiedener Fachgruppen. Allen ist jedoch gemeinsam der ausschließliche Bezug auf die zeitliche Dimension. Derzeit wird aber immer stärker ein multidimensionales Konzept der Chronizität akzeptiert, das neben der zeitlichen Dauer des Schmerzes auch psychische und soziale Dimensionen berücksichtigt. Hiernach ist ein Schmerz um so stärker chronifiziert, je stärker er sich bereits auf das Erleben und das Verhalten der betroffenen Personen ausgewirkt hat.

Tabelle 1: Chronifizierung des Schmerzes

1. Krankheitsdauer
2. Anzahl der Behandlungsversuche
   - Anzahl der Ärzte
   - Anzahl verschiedener Therapien und Operationen
   - Anzahl von Rehabilitationsmaßnahmen
3. psychische Beeinträchtigung
   - Depression
   - Angst
   - Hilflosigkeit
   - Selbstwertverlust
4. soziale Beeinträchtigung
   - Veränderung sozialer Rollen
   - soziale Isolation
5. berufliche Folgen
   - Fehltage
   - Arbeitsplatzverlust
   - Umschulung
   - Berentung

Die Beziehung zwischen pathologischem Prozeß und Rückenschmerz ist nicht unmittelbar oder einheitlich. Manchmal haben Schmerzen eine enge Beziehung zu pathologischen Veränderungen, während sie in anderen Fällen fehlt oder nur gering ist. Pathologische Veränderungen können bei Menschen mit und ohne Rückenschmerzen auftreten. Wenn eine pathologische Veränderung mit geringer Beziehung zum Rückenschmerz gefunden wird, kann diese Veränderung nicht notwendigerweise die Rückenschmerzen erklären. Es kann ebenso eine asymptomatische Veränderung ohne jeden Be-

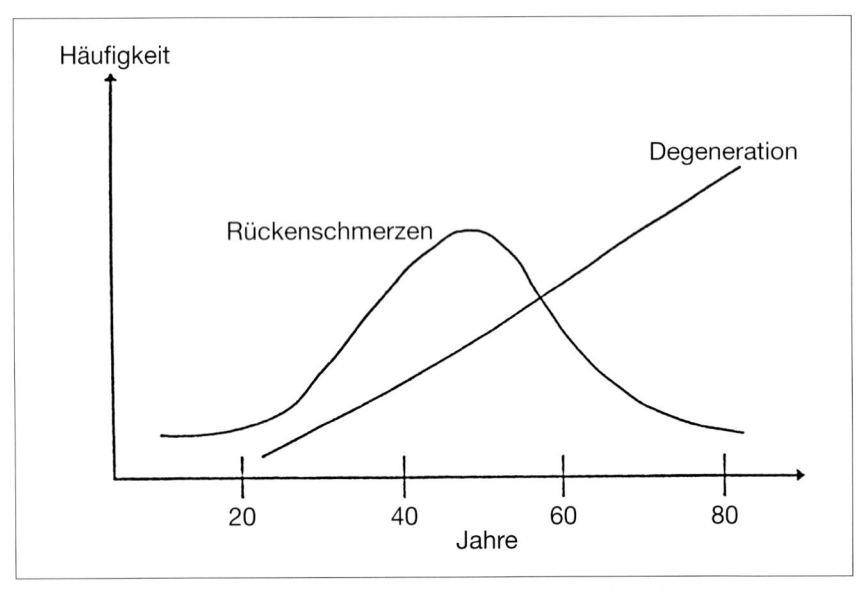

Abbildung 1: Inzidenz von Rückenschmerzen in Abhängigkeit vom Lebensalter

zug zu den Schmerzen des Patienten sein. Wir sind diesem diagnostischem Dilemma im Falle aller degenerativen Veränderungen der Wirbelsäule ausgeliefert: Degenerative Veränderungen treten im Laufe des Lebens bei nahezu allen Menschen auf und nehmen mit dem Alter zu, wobei sie normalerweise im 3. und 4. Jahrzehnt beginnen. Tatsächlich korrelieren degenerative Veränderungen der Wirbelsäule mit dem Lebensalter, aber nicht mit Symptomen wie Schmerz.

Rückenschmerzen treten am häufigsten in der Altersspanne um 40 Jahre auf, danach sinkt die Inzidenz stetig. Im Gegensatz dazu zeigen degenerative Prozesse im Altersverlauf einen ständigen Zuwachs. Daher ist ein kausaler Zusammenhang zwischen Rückenschmerz und degenerativen Prozessen unwahrscheinlich, selbst bei einer spezifischen Pathologie der Wirbelsäule, wie z. B. bei Vorfällen und degenerativen Stenosen, zeigen mehr und mehr Publikationen, dass diese Veränderungen auch bei Menschen ohne jegliche Rücken- und Beinschmerzen zu finden sind. Auf der Basis zahlreicher Publikationen über asymptomatische Pathologie einerseits und Menschen mit Rückenschmerzen ohne jegliche Pathologie andererseits muss nun gefolgert werden, dass das patho-anatomische Paradigma nicht sehr erfolgreich ist. Tatsächlich scheint dieses Paradigma nur in 1 – 5 % der Fälle bei Rückenschmerzen hilfreich zu sein. Wir brauchen also einen Paradigmenwechsel, denn das alte patho-anatomische Modell ist monokausal: Der Arzt sucht nach *einer* Ursache, *einem* pathologischen Prozess, um Symptome und Verhalten der Patienten zu erklären. Insbesondere bei Rückenschmerzen ist aber ein multifaktorielles Paradigma wesentlich sinnvoller. Der Arzt sollte nach einer Vielzahl von Faktoren und Interaktionen suchen, um Symptome und Verhalten richtig einordnen und Schmerzen vollständig erklären zu können. Tatsächlich handelt es sich um ein dynamisches und multivariables System und man muss alle Faktoren in Abhängigkeit von der Zeit sehen. Neuere Untersuchungen zeigen, dass Angst vor Schmerz – und wie wir uns wegen der Schmerzen verhalten – für die Beeinträchtigung wichtiger ist als der Schmerz selbst. In mehreren Studien konnte nachgewiesen werden, dass sogenannte „fear-avoidance-beliefs", also kognitiv emotionale Bewertungen über den Zusammenhang zwischen Bewegung/Belastung einerseits und dem Auftreten von Schmerzen andererseits, im Chronifizierungsprozess eine große Bedeutung zukommt. Ein Verständnis dieser Zusammenhänge setzt ein bio-psycho-soziales Modell von Rückenschmerzen voraus.

Wenn also ein Patient in einem kürzerem Zeitraum mehrmals Rückenschmerzperioden erlebt, gerät er irgendwann in ein sogenanntes Angst- und Vermeidungsverhalten. Durch die immer wieder auftretenden Schmerzen bekommt er Angst, er vermeidet alle Aktivitäten, die möglicherweise Schmerzen verursachen. Damit entsteht eine sogenannte Aktivitätsintoleranz. Die ohnehin nicht gute Rückenmuskulatur schwindet mehr, so dass dann auch schon geringe Belastung wiederum zu Schmerzen führt. Dies ist die körperliche Ebene des sogenannten Dekonditionierungszyklus.

Viel gravierender ist jedoch die psychosoziale Seite in diesem Teufelskreis. Durch die Inaktivität kommt es häufig zu Arbeitsplatzproblemen: Frühere Tätigkeiten können vermeintlich nicht mehr durchgeführt werden, oft ist Kündigung die Folge, sportliche Betätigungen werden vermieden, Kommunikation wird geringer, Rückzug und Isolation führen

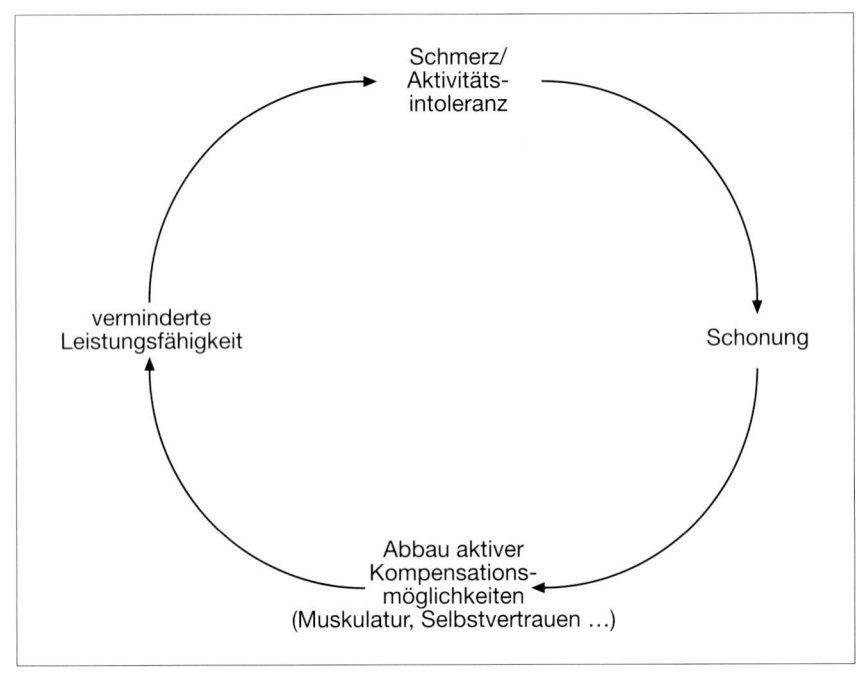

```
                    Schmerz/
                    Aktivitäts-
                    intoleranz

  verminderte                              Schonung
  Leistungsfähigkeit

                    Abbau aktiver
                    Kompensations-
                    möglichkeiten
              (Muskulatur, Selbstvertrauen ...)
```

Abbildung 2: Dekonditionierungszyklus

dann letztendlich zur Depression. Auch im häuslichen Bereich entstehen dabei erhebliche Konflikte, insbesondere auch im Eheleben. Letztendlich dreht sich alles nur noch um den Schmerzpatienten, der durch große Fürsorge dann auch noch in seinem Leiden unterstützt und verstärkt wird.

Für den Erfolg oder Misserfolg von Behandlungen spielen insbesondere also psychosoziale Faktoren eine entscheidende Rolle. Der Ausweg aus dem Dilemma zwischen begrenzter diagnostischer und therapeutischer Kompetenz bei der Mehrzahl chronischer Schmerzen einerseits und scheinbar unbegrenzten apparativen Möglichen andererseits ist sehr häufig eine erweiterte und kostspielige Diagnostik mit immer neuen Untersuchungen und Befunden. In der Regel führen diese diagnostischen Anstrengungen dann bei chronischen Schmerzpatienten zu einer Sammlung von irrelevanten Diagnosen und Zufallsbefunden, d. h. dass das abnorme diagnostische Verhalten des Arztes zu einem abnormen Krankheitsverhalten des Patienten führt. Große Gefahr für chronische Rückenschmerzpatienten besteht also, dass sie durch exzessive Diagnostik und Fehldiagnostik somatisch fixiert werden, aufgrund von Nebenbefunden in ausschließlich somatischer Behandlung bleiben und durch invasive Therapie von Nebenbefunden irreversibel geschädigt werden. Am Ende der medizinischen Odyssee kommt üblicherweise die psychologische Diagnostik. Zuständig sind Psychologen oder Psychotherapeuten vor allem dann, wenn Befunde fehlen. Die Psychologie spielt so etwas wie den diagnostischen und therapeutischen Lückenbüßer. Auf der anderen Seite, wenn sich z. B. bei Kreuzschmerzpatienten körperliche Befunde erheben lassen, konzentrieren sich sowohl Arzt als auch Patient ganz auf den Bandscheibenvorfall oder die Bandscheibenvorwölbung. Psychologen und Psychotherapeuten kommen erst dann ins Spiel, wenn Anzahl und Inhalte von Befunden nicht mehr überschaubar sind und eine Operation fehlgeschlagen ist. Dabei bestehen folgende Gefahren: Patienten, die ein auffälliges Verhalten zeigen und bei denen nicht unmittelbar ein körperlicher Befund erhebbar ist, werden oft vorschnell in die „Schublade Psyche" eingeordnet.

Bei Patienten mit somatischen Befunden wird dagegen die psychische Seite des Leidens gern und meist gründlich vernachläßigt, was ebenso problematisch werden kann. Es sind drei wesentliche Kriterien festzustellen.
1. Zuverlässigkeit und Aussagekraft medizinischer Befunde bei chronischen Schmerzen sind gering.
2. Die ausschließliche Konzentration auf medizinische Befunde ist für die meisten Formen chronischer Schmerzen unzureichend und trägt wesentlich zur Chronifizierung bei.
3. Chronischer Schmerz ist ohne Integration psychologischer Faktoren weder erklärbar noch behandelbar.

Die meisten Studien, bei denen der Stellenwert mechanischer und psychosozialer Faktoren gemeinsam untersucht wurde, haben ergeben, dass letztere eine viel wichtigere Rolle spielen als die erschöpfend erforschten mechanischen Faktoren. Nicht die Schwere der Arbeit, sondern die Zufriedenheit am Arbeitsplatz ist entscheidend. Größere Untersuchungen durch Befragungen und Abrechnungsdaten einer großen AOK zeigen, daß etwa die Hälfte der Versicherten mit chronisch rheumatischen Beschwerden jährlich geröntgt wird, häufig in der Vermutung, man müsse immer wieder „etwas Schlimmes ausschließen". Das ärztliche Gedächtnis neigt wohl dazu, solche Fälle (wie ein überraschend gefundenes Malignom) zu erinnern, aber jene Probleme zu verdrängen, die durch einen unselektiven weitläufigen Gebrauch von radiologischen Verfahren entstehen. Neben allen Kosten und einer unnötigen Strahlenexposition erscheint der Aspekt der somatischen Fixierung der Patienten der wichtigste zu sein: Den Patienten wird durch die gewählten diagnostischen (Röntgen) und therapeutischen (Spritzen und lokale Anwendungen) Verfahren unausgesprochen mitgeteilt, dass ihre Rückenschmerzen eine lokalpathologische Basis hätten. Systemische Bezüge werden ausgeblendet, wirksame Therapieverfahren, die auf die gesamte Person ziehen, werden unterdrückt. Rückenschmerzen erscheinen als regionale Störung, die regional abgeklärt und behandelt werden muss. Damit wird ein Wirkmechanismus iatrogener Chronifizierung deutlich. Der chronifizierte Rückenschmerzpatient ist durch seine anamnestischen Schilderungen, insbesondere von Schmerzsymptomen, relativ gut zu identifizieren.

Trotz aller empirischer Erkenntnisse fällt es offensichtlich außerordentlich schwer, im alltäglichen Krankheitsverständnis nicht nur physikalische und biologische Einflüsse, sondern auch Störungen der sozialen Umwelt und des Erlebens als pathogene Wirkfaktoren

Tabelle 2: Schmerzsymptome

1. multilokulär	8. sekundärer Krankheitsgewinn
2. vage und ungenaue Beschreibung	– Verstärkermechanismen
3. dauernd und unbeeinflußbar	9. Medikamentenabusus
4. Schmerzqualität wird affektiv dargestellt	10. Fear-avoidance-beliefs
5. viele Arztbesuche	(Angst – Vermeidungseinstellungen)
– wiederholte körperliche Abklärung	11. Eindimensionale Vorstellung
6. weitere psychosomatische Beschwerden	von Krankheit und Gesundung
7. Angst- und depressive Symptome	12. Kommunikationsstörung

zu integrieren. In der Psychologie unterscheidet man implizite und explizite Gedächtnisprozesse. Unter explizitem Gedächtnis versteht man bewußte verbalisierbare Gedächtnisinhalte wie z. B. das autobiographische Gedächtnis oder Fakten. Implizite Gedächtnisinhalte sind hingegen nicht bewußt, beeinflussen jedoch Erleben und Verhalten. Klassische und operante Konditionierungsprozesse und daraus folgende Sensitivierung und Habituation gehören zum impliziten Gedächtnis. Man kann annehmen, daß solche impliziten Gedächtnisprozesse für den chronischen Schmerz besonders wichtig sind und daß sich diese Gedächtnisprozesse vornehmlich in einem somatosensorischen Gedächtnis zeigen.

Die Größe der Hirnantwort auf den Reiz korreliert hochsignifikant mit der Schmerzchronizität, was nahe legt, daß diese Vergrößerung des Repräsentationsareals sich mit der Chronifizierung entwickelt und sie mit aufrecht erhält. Entsprechende Untersuchungen zeigen, daß soziale Prozesse einen wichtigen Einfluß auf das kortikale Schmerzgedächtnis haben können und zur Sensibilisierung auf schmerzhafte Reize beitragen können. Therapeutische Interventionen müssen darauf abzielen, den Aufbau des kortikalen Schmerzgedächtnisses zu verhindern oder es gezielt zu löschen. Wir Ärzte müssen daher in unserer Ausbildung lernen, auch affektive Beziehungsqualitäten wahrzunehmen und diagnostisch zu verwerten. Sprach- oder Hilflosigkeit wird häufig durch instrumentelles Handeln beantwortet. Nach einem operativem Fehlschlag werden die häufig auftretenden Postdiskotomiesyndrome mit epiduralen Verwachsungen, die schicksalhaft seien, entschuldigt. Ursache ist jedoch die falsche Indikation, denn fast alle Patienten haben nach Bandscheibenoperationen epidurale Verwachsungen, auch die gesund Operierten. Eine praeoperative Diagnostik in psychosozialer Hinsicht wird meist unterlassen. Das subjektive Erleben der Kranken und ihre Beziehungen zu anderen Personen sind in der Diagnostik ebenso bedeutsam wie die „objektiv an Beschaffenheit und Funktion der Organe erkennbaren Krankheitsmerkmale".

Die häufigste Störung mit dem Leitsymptom Schmerz ist die anhaltende somatoforme Schmerzstörung. Im Vordergrund steht hier eine schon monatelang anhaltende Schmerzsymptomatik, welche durch einen physiologischen Prozeß oder eine körperliche Störung nicht hinreichend erklärt werden kann. Somatoforme Schmerzen laufen auf einer rein zentralen Ebene ab, werden vom Patienten jedoch peripher lokalisiert. Eine wesentliche

Bedeutung scheint der frühen intrapsychischen Verknüpfung von körperlichen Schmerzerfahrungen und affektiven Zuständen in Kindheit und Jugend zuzukommen. Wie bei vielen anderen psychischen und psychosomatischen Erkrankungen prädisponieren eine Reihe psychosozialer Belastungsfaktoren in Kindheit und Jugend die spätere Entwicklung einer somatoformen Schmerzstörung. Bei einer somatoformen Schmerzkrankheit ist also das eigentliche Problem nicht der Schmerz selbst, sondern die Chronifizierung, die resultierende Behinderung und das Leiden daran. Es handelt sich also um eine Medikalisierung eines generellen Leidenszustandes. Weitere psychische Störungen mit Schmerz als vorherrschendem Symptom sind neben diesen somatoformen Störungen die Somatisierungsstörung, die posttraumatische Belastungsstörung, depressive Störungen und Angststörungen, Hypochondrie und mehr in psychiatrischem Bereich angesiedelt die coenästhetische Psychose.

Da in der Diagnostik zwingend interdisziplinär vorgegangen werden muss, muss besonders beim chronifizierten Rückenschmerzpatienten die Therapie demzufolge ebenso multimodal sein. Beim akuten unspezifischen Rückenschmerz steht die Beratung im Vordergrund, Information des Patienten, Erklärungen zur Gutartigkeit des Leidens, ergonomische Prinzipien zur Vermeidung weiterer Schmerzreizung und die Ermunterung, körperliche Aktivitäten wieder aufzunehmen. Medikamentös Analgetika, nicht steroidale Antirheumatika, Muskelrelaxantien, möglichst nur kurze Bettruhe, physikalische Therapie und Bewegungstherapie. Mobilisationen sollten keine wesentliche zusätzliche Schmerzen bereiten. Bei länger dauernden Beschwerden über 4 Wochen hinaus sind dann bildgebende Verfahren angezeigt, insbesondere bei Verdacht auf Cauda equina-Syndrom, also bei erheblichen neurologischen Ausfällen. Ein EMG kann einen radikulären Befall objektivieren. Elektrotherapeutische Maßnahmen können auch zu Hause angewandt werden, z. B. mittels tragbaren Tensgeräten. Chirotherapie ist bei akuten bis subakuten nicht radikulären Schmerzen kurzfristig sinnvoll, wenn die Beweglichkeit deutlich beeinträchtigt ist. Langfristig ist Chirotherapie nicht wirksamer als Physiotherapie.

Eine weitere Therapie ist die rückenmarknahe Applikation von Lokalanaestetika mit oder ohne Cortikosteroide. Auch die Facetteninfiltrationen werden viel zu häufig durchgeführt, obwohl nach „evidence based medicine" die Effektivität dieser beiden Therapieverfahren in kontrollierten Studien nicht nachgewiesen werden konnte. Im präventiven Kontext werden auch sogenannte Rückenschulprogramme eingesetzt, wobei der präventive Nutzen in dem Maße zuzunehmen scheint, in dem in den jeweiligen Programmen nicht nur Wissen vermittelt, sondern auch Verhalten trainiert wird. Vermittlung von Wissen allein ändert Verhalten nicht!

Antidepressiva werden seit längerer Zeit zur Behandlung von chronischen Schmerzen, insbesondere neuropathischer Genese angewandt, natürlich auch im Rahmen der Behandlung einer somatoformen Schmerzstörung.

Eine effektive Behandlung chronifizierter Rückenschmerzen kann also nur multimodal erfolgen, d. h. unter Berücksichtigung des somatischen, psychischen und sozialen Anteils. Es sollte folgendes Vorgehen im Vordergrund stehen:

1. ein konsequentes körperliches Training,
2. kognitiv-verhaltenstherapeutischen Behandlungsmaßnahmen zur Veränderung eines maladaptiven auf Ruhe und Schonung ausgerichteten Krankheitsverhaltens,
3. ergotherapeutische Maßnahmen,
4. bei anhaltenden somatoformen Schmerzstörungen eventuell auch psychodynamische Behandlungen, auch stationär, insbesondere wenn es im Rahmen des Chronifizierungsprozesses zu iatrogenen körperlichen Schädigungen gekommen ist.

Die Selbstkontrollkompetenz des Patienten soll gestärkt und internale Kontrollüberzeugungen im Sinne des funktionalen Optimismus bzw. der Selbstwirksamkeit aufgebaut werden. Für diesen Zweck werden Entspannungstechniken, mentale und imaginative Strategien zur Schmerzkontrolle sowie Methoden zur Veränderung dysfunktionaler Kognitionen zu einem umfassenden Schmerzkontrolltraining integriert. Die Effektivität eines solchen Vorgehens ist bei Patienten mit chronischen Rückenschmerzen inzwischen durch eine Vielzahl von Evaluationsstudien belegt. Durch neueste neurobiologische Erkenntnisse ist nun auch klar geworden, dass Psychosomatik und Schmerz in neuronalen Netzen eng verbunden sind, Psychosomatik ist ebenso ein kybernetischer Regelkreis im Rahmen biologischer Systeme wie die chronische Schmerzerkrankung. Schmerz ist ein höherer Ordnungszustand in chaostheoretischen Überlegungen. Viele einzelne Ereignisse bauen diesen Ordnungszustand auf; dieser dominiert dann das ganze System Mensch. Die Schmerzmedizin benötigt daher fächerübergreifende und integrierte Perspektiven verschiedener Disziplinen. Die Devise muss als lauten: Von der linearen Monokausalität zu komplexen und dynamischen Diagnosen und Therapien.

Bevor die Begutachtung eines Rückenschmerzpatienten erfolgen kann, muss sich der Begutachter folgende Dinge vor Augen halten: Wesentliche Kriterien sind die Reliabilität und Validität. Zunächst zur Reliabilität: Wie hoch ist die Übereinstimmung unterschiedlicher Beurteiler bei der Erfassung und Interpretation diagnostischer Informationen?

Wie reliabel sind die Ergebnisse körperlicher Untersuchungen von Patienten mit Schmerzen? Zur Frage der Validität: Wenn ein pathologischer Befund erhoben wird, sollte ein Zusammenhang mit dem Befinden nachweisbar sein. So sollte das Befinden – Schmerzen, Behinderung, psychische Belastung – um so beeinträchtigter sein, je ausgeprägter der Befund ist. Medizinische Untersuchungsmethoden bei Rückenschmerzen sind weder reliabel noch valide. Nach wie vor werden bei der Begutachtung rein somatische Befunde in den Vordergrund gestellt, insbesondere was unsere Untersuchungstechniken betrifft, aber auch die Röntgendiagnostik. Man muss die Frage stellen: Haben alle Patienten mit Kreuzschmerzen Veränderungen der Wirbelsäule und umgekehrt: Haben alle Menschen mit Veränderungen der Wirbelsäule Kreuzschmerzen?

Röntgenuntersuchungen, die vermeintlich objektive Befunde erbringen müssen, werden von verschiedenen Beurteilern völlig different begutachtet. Ein weiteres wichtiges Kriterium ist, dass wir eben Patienten mit asymptomatischer Pathologie einerseits und Menschen mit Rückenschmerzen ohne jegliche Pathologie beurteilen müssen. Das pathoanatomische Paradigma ist also im Rahmen der Begutachtung nicht erfolgreich, sondern nur in 10 – 15 % der Fälle, nämlich bei spezifischen Rückenschmerzen. Diese haben eine geklärte Ätiopathogenese; 80 % leiden an unspezifischen Rückenschmerzen ohne somatische Pathologie.

Wir brauchen also zur Begutachtung ein multifaktorielles Paradigma. Ein Verständnis für diese Zusammenhänge setzt ein bio-psycho-soziales Verständnis von Rückenschmerzen voraus.

Begutachtungen sind für völlig verschiedenartige Auftraggeber zu erstellen:
1. Anerkennung von Wirbelsäulenschäden als Berufskrankheit,
2. Berufs- und Erwerbsunfähigkeit im Rentenverfahren,
3. Gutachten nach dem Schwerbehindertengesetz,
4. Versicherungsgutachten (hier insbesondere bei Beschleunigungsverletzungen der Halswirbelsäule mit seinen Folgeerscheinungen).

Im Januar 1993 ist die zweite Verordnung zur Änderung der BKVO (Berufskrankheitenverordnung) in Kraft getreten. Voraussetzungen für die Anerkennung der „Berufskrankheit Wirbelsäule" ist eine relevante Wirbelsäulenbelastung mit Heben oder Tragen schwerer Lasten, vor allem mit Torsionsbelastungen oder gleichzeitigem Vorbeugen, Haltungskonstanz mit extremer Rumpfvorbeugung und vertikaler Einwirkung von Ganzkörperschwingungen im Sitzen. Berufsgruppen, die für entsprechende Anträge vorgesehen sind, werden in der Verordnung beschrieben. Unzufriedenheit in einem Beruf, der unter die neue Berufskrankheitenverordnung Wirbelsäule fällt, führt unweigerlich zu Kreuzschmerzen mit häufigen Arztkontakten, Kuraufenthalten und schließlich zum Antrag auf Anerkennung eines Wirbelsäulenschadens als Berufserkrankung. Die Vermischung von organischen und psychogenen Störungen an der Wirbelsäule stellt den Fachgutachter und Versicherungsträger meist vor sehr schwierige Aufgaben.

Beispielhaft für das HWS-Beschleunigungstrauma sei hier die Problematik der Begutachtung aufgezeigt: Biomechanische Untersuchungen haben zu Erkenntnissen über strukturelle Veränderungen der Beschleunigungsverletzung der Halswirbelsäule geführt. Gleichwohl ist die Diagnostik aufgrund fehlender spezifischer und objektivierbarer klinischer Befunde häufig erschwert, insbesondere wenn unspezifische, vegetative Symptome das klinische Bild bestimmen. Aufgrund der unspezifischen klinischen Symptome und der Probleme der Befundbewertung bei der bildgebenden Diagnostik kann das Verletzungsausmaß oftmals nur schwer eingestuft werden. Unspezifische Symptome sind Muskelhartspann in der der Schulter-Nacken-Region, diffuse Schmerzausstrahlungen im Hinterhaupt, BWS- und Schulterarmbereich, Schluckbeschwerden, Sehstörungen, Schleier sehen (Schwindelgefühl, Hörstörungen, Tinnitus, Übelkeit, Schlafstörungen, Konzentrationsschwierigkeiten).

Prädikatoren für einen protrahierten Verlauf sind erhoffte oder manifeste Schadensersatzansprüche, unbefriedigende Arbeitssituation, vorbestehende degenerative Veränderungen, hohe initialposttraumatische Nacken- oder Kopfschmerzsymptomatik, gestörte Schmerzverarbeitung, Depressivität, praetraumatischer Kopf- oder Nackenschmerzen. Es kann also davon ausgegangen werden, dass die Chronifizierung der Folgen des Beschleunigungstraumas den Gesetzen der Schmerzkrankheit folgt. Dies hat Konsequenzen für die Praxis: In der Frühphase nach der Verletzung muss jede therapeutische Maßnahme bezüglich ihres Chronifizierungspotentials hinterfragt werden. Im Falle der manifesten Chronifizierung ist eine Berücksichtigung der psychosozialen Elemente und der Heranziehung interdisziplinärer Ebenen absolut notwendig.

Schwierig wird die Begutachtung dann, wenn es zu einer posttraumatischen Belastungsstörung (PTSD) kommt. Die wesentlichen Symptome sind konkrete und themenbezogene Angstsymptomatik, themenbezogene Alpträume, angstbezogenes Vermeidungsverhalten, depressive Verstimmungen, pessimistische Zukunftsgedanken, Katastrophisieren und persistierende vermehrte vegetativ vasomotorische Störbarkeit mit Schlafstörungen.

Für die Entwicklung einer PTSD müssen offenbar zwei Faktoren zusammentreffen:
– ein entsprechendes traumatisches, belastendes Ereignis und
– eine ensprechend disponierte empfindsam-beeindruckbare und störbare Persönlichkeit.

Nur durch die Zusammenwirkung dieser beiden Faktoren ist zu erklären, warum auch manche weniger belastende Erlebnisse wie etwa Verkehrsunfälle ohne Personenschaden ausnahmsweise zu einer PTSD führen können, während andererseits Katastrophen von Beteiligten häufig ohne erkennbare psychische Veränderungen durchgestanden werden. Gerade für die zahlreichen Fälle, in denen zur Diskussion steht, ob das Unfallereignis als rechtlich wesentliche Ursache zu werten ist oder aber die praetraumatische Persönlichkeitsstruktur, fehlen Konventionen für stets in Betracht zu ziehende Ursachen, Faktoren und deren gutachterliche Würdigung.

Das posttraumatische Stresssyndrom ist beispielhaft für erworbene Ängstlichkeit, verursacht durch Erfahrungen, die in das emotionale Gedächtnis eingegraben sind. Man hat es offenbar mit Veränderungen in der Vernetzung von Gedächtnisnetzwerken zu tun (neuronale Plastizität), biochemischen und feinstrukturellen Veränderungen, die im organischen Substrat Gehirn ihre Spuren hinterlassen, vor allem im Nucleus amygdalae und Hippocampus.

Diese Spuren können natürlich nicht mit den üblichen histologischen Techniken nachgewiesen werden, sie ergeben keinen groben hirnorganischen Befund, aber es wäre natürlich falsch, im Gutachterverfahren nur solche Störungen anzuerkennen, für die sich ein solcher Befund erheben läßt und ebenso falsch wäre die früher praktizierte Auffassung, dass ein noch so schweres Trauma, sofern es im organischen Substrat keine mit den üblichen histologischen Techniken nachweisbaren Spuren hinterläßt, Verhalten und Erleben eines zuvor gesunden Betroffenen nicht dauerhaft beeinträchtigen könne. Das Gegenteil ist der Fall, weil sich traumatische Erfahrungen sehr wohl in der Stärke synaptischer Verknüpfungen bzw. in einer veränderten Genexpression synaptischer Proteine niederschlagen. Letztendlich ist es dem Gehirn egal, ob Schmerzen nozizeptiv oder psychogen verursacht sind, es kommt nur auf die Bewertung an und diese läuft zentral ab.

Im Rahmen einer sinnvollen Begutachtung, insbesondere chronifizierter Rückenschmerzpatienten, ist neben einer klinischen und radiologischen Diagnostik unbedingt eine psychologische Diagnostik notwendig. Anamnestisch müssen Kindheitsbelastungs-

Faktoren abgefragt werden, die Neurosenstruktur ist wichtig, d. h. ist ein zu Begutachtender schizoid, depressiv, zwanghaft, ist es ein Angstkranker oder ist er eher der Hysterie zuzuordnen. Auch psychiatrische Ebenen sind mit einzubeziehen bei abstrusen Schmerzschilderungen wie häufig bei einer Coenästhesie.

Weitere wesentliche Gesichtspunkte sind neurologische Auffälligkeiten. Bei Frauen sind Kreuzschmerzen aus gynäkologischer Sicht abzuklären, insbesondere auch in der Schwangerschaft und bei Uterusveränderungen usw. Auch Kreuzschmerzen aus internistischer Sicht sind in die Begutachtung mit einzubeziehen, insbesondere extravertebrale Ursachen, wie Raumforderungen, viszerale Tumoren, insbesondere auch Pankreascarzinome, Blasencarzinome, fortgeleitete Entzündungsprozesse, Ulcera usw.

Der ärztliche Sachverständige ist verpflichtet, ein wissenschaftlich begründetes Gutachten zu erstellen, das sich auf medizinische Erkenntnisse begründet, die als allgemeingesichert gelten. Es empfiehlt sich also, im Rahmen von Schmerzgutachten sich eines standartisierten Schmerzfragebogens zu bedienen, wie z. B. von den entsprechenden Gesellschaften DGSS, StK oder auch den Chronifizierungsbogen von Herrn Prof. Gerbershagen. Eine Anamnese muss eine Sozialanamnese beinhalten, insbesondere auch die Erfassung psychosozialer Stressoren. Es ist ganz wichtig, keine eigenen Wertungen einzubringen. Formulierungen wie „angebliche", „vermeintliche" oder „glaubhafte" Schmerzen können Zweifel an der Neutralität des Gutachters wecken. Auch Formulierungen wie „Zustand nach" sollten unbedingt unterbleiben. Sofern ein Gutachter keine ausgeprägten psychologischen Kenntnisse erworben hat, spricht die Anforderung eines Zweigutachtens nicht gegen die Kompetenz, sondern für die Sorgfalt des Gutachters. Als Grund für eine häufig unzureichende Berücksichtigung von Schmerzen wird meist die vermeintlich fehlende Messbarkeit der Schmerzen genannt. Eine Quantifizierung der Schmerzempfindung mit einem einzigen Meßinstrument ist tatsächlich nicht möglich, denn Schmerz ist ein mehrdimensionales Erleben mit sensorischdiskriminativen, kognitiven, sozialen und emotionalen-affektiven Komponenten. Für jede dieser Einzelkomponenten gibt es jedoch valide Meßinstrumente, deren mehrdimensionale Auswertung zuverlässige Aussagen über ein Vorhandensein von Schmerzen und die Beeinträchtigung durch die Schmerzen gewährleistet.

Leider ist häufig der Missstand zu beklagen, dass gerade bei chronifizierten Wirbelsäulenleiden mit somatoformen Schmerzstörungen relativ spät entsprechende Gutachten angefordert werden.

Für den dann begutachtenden Nervenarzt oder Psychotherapeuten ergibt sich in diesem Stadium häufig nicht nur die Frage, ob primär eine neuropsychiatrische Verursachung oder Mitverursachung des Störungsbildes vorgelegen hat, sondern leider auch diejenige, ob unabhängig von jeglicher Verursachung durch das lange Bestehen des Schmerzleides und seine Chronifizierung die Bearbeitungsmechanismen des Betroffenen erschöpft sind bzw. eine solche Fixierung auf das Beschwerdebild und etwaige Entschädigungswünsche eingetreten ist, dass auch eine jetzt adäquate neurologische und psychotherapeutische Diagnostik und Therapie nichts Grundlegendes mehr am Gesamtzustand ändern kann.

Leider ist der Wunsch nach Berentung das prognostisch negativste Kriterium für den Behandlungserfolg. Die Gründe für entsprechende Krankheitsverläufe liegen nicht nur in neurosenpsychologischen Erklärungsansätzen (psychopathologischer Verlauf), sondern sie sind verursacht durch eine komplexe Konfundierung aus verschiedenen Ursachen wie persönlichen Motiven, arbeitsplatzspezifischen Notlagen und sozialrechtlichen Erfordernissen. Problematisch ist auch das von den Rentenversicherungsträgern vertretende Prinzip „Reha vor Rente". Die klinische Erfahrung, daß bei Patienten mit Rentenwunsch meist kein Behandlungserfolg zu erreichen ist, teilen insbesondere Therapeuten aus Rehakliniken und auch diverse Studien.

Die Versicherten haben aber möglicherweise andere, eventuell sogar entgegengerichtete Motivationslagen: Das Stellen eines Rentenantrages ist aus der Sicht der Patienten nach längerer Arbeitsunfähigkeit oftmals die einzige Möglichkeit zur Sicherung der finanziellen Situation. Dieses impliziert einen Konflikt zwischen Entlastungs- und Gesundungsmotivation. Gemäß der Argumentation eines operant unterhaltenen Schmerzverhaltens oder eines sekundären Krankheitsgewinnes darf sich in diesen Fällen keine Verbesserung einstellen, da diese der Berentungs- und Entlastungsmotivation entgegen laufen würde. Dieses Vorgehen muß möglicherweise als adäquates Bewältigungsverhalten angesehen werden. Angesichts dieser unterschiedlichen Voraussetzungen sind Konflikte mit negativen Auswirkungen auf den Therapieerfolg vorprogrammiert, sowohl für den betreffenden Patienten, der die Erfolglosigkeit der Behandlung „unter Beweis" stellen muß, als auch für den Behandler, der neben seiner Therapeutenrolle auch Gutachterfunktion zu erfüllen hat. Aus diesem Grund plädiert z. B. Waddell für eine strikte Trennung zwischen medizinischer Behandlung und versicherungsrechtlichen Maßnahmen (Gutachtentätigkeit).

Aufgrund der vielfältigen Schmerzsymptomatik wird also ein monodisziplinär ausgerichteter Gutachter seinem Auftrag nicht gerecht werden. Die Praxis zeigt dies eindeutig, da meist die rein körperlichen Symptome bei der Begutachtung im Vordergrund stehen. Die Konsequenzen sind viel zu viele Berentungen aufgrund muskuloskelettärer Erkrankungen, insbesondere bei Patienten mit unspezifischen Rückenschmerzen.

Literatur

Michael Pfingsten/Jan Hildebrandt: Chron. Rückenschmerz, Wege aus dem Dilemma. Verlag Hans Huber, Bern 1998

Rüdiger Reck: Die Placebofalle. Der Schmerz 1998/12:130-133

H.-D. Basler: Chronifizierungsprozesse von Rückenschmerzen. Med. Rep. Nr. 21 / (1994) 18. Jg.

Hasenbring M. (1992): Chronifizierung bandscheibenbedingter Schmerzen. Stuttgart Schattauer Verlag

Rüdiger Reck: Chronische Schmerzen – Erkenntnisse über Entstehungsmechanismen und verhaltenstherapeutische Maßnahmen. Orthopädische Praxis 6/1996, 421 – 425

Kreuzschmerzen – Therapieempfehlungen der Arzneimittelkomission der Deutschen Ärzteschaft. 2. Auflage 2000

Klaus Mayer/Andreas Stevens: Psychische Beeinträchtigungen als Unfallfolgen aus ärztlicher Sicht. Trauma und Berufskrankheit Supplement 4.2000

R. Dertwinkel/ T. Graf-Baumann/ M. Zens: Die Begutachtung der Schmerztherapie. Der Schmerz 1999/13:283 – 291

Egle/Nickel/Schwab/Hoffmann: Die Somatoforme Schmerzstörung. Deutsches Ärzteblatt 97 Heft 21 Mai 2000

Rüdiger Reck: Die Last mit dem Kreuz. Der Hausarzt 12/1999

Gelungene und nicht gelingende Schmerzbewältigung
Bewertung in der Begutachtung von Schmerz
Christian Naujokat, Bernhard Kügelgen

Gemäß der Definition der internationalen Gesellschaft zum Studium des Schmerzes (IASP) ist Schmerz „ein unangenehmes Sinnes- oder Gefühlserlebnis, das mit aktueller oder potentieller Gewebsschädigung verknüpft ist, oder mit Begriffen einer solchen Schädigung beschrieben wird" (IASP 1979). Diese Definition bedeutet eine Abkehr vom in früheren Zeiten favorisierten cartesischen Modell, bei dem eine Korrelation zwischen dem Ausmaß und der Bedrohlichkeit einer Gewebsschädigung einerseits und der Stärke des subjektiven Schmerzerlebens andererseits postuliert wurde. Die modernere Definition enthält eine emotionale Komponente (d. h. der Schmerz kann sehr gefühlsbetont erlebt werden), sie charakterisiert den Schmerz als subjektive Empfindung (nicht notwendig als einen objektiven Meßparameter oder ein sinnesphysiologisches Erlebnis, das einer eingetretenen Gewebsschädigung proportional ist) und es liegt keine notwendige kausale Verknüpfung mit einer Gewebsschädigung vor, es wird also dem Umstand Rechnung getragen, daß starke Schmerzzustände auch ohne eine organische Grundlage auftreten (Egle et al. 1999).

Erweitert man das früher verbreitete rein biologische Krankheits- bzw. Schmerzkonzept um psychische und soziale Faktoren im Sinne des bio-psycho-sozialen Schmerzmodells, so wird evident, daß der Schmerz bzw. das Schmerzerleben durch psychische und soziale Faktoren modifiziert werden kann. Dies erklärt häufig beobachtbare Phänomene der Schmerzwahrnehmung, beispielsweise die Schmerzreduktion durch Ablenkung (ein Standardbeispiel ist die Reduktion von Zahnschmerzen durch Ansehen eines spannenden Fernsehkrimis), die Schmerzverstärkung durch gleichzeitig vorliegende psychiatrische Erkrankungen (häufig Angstzustände oder Depressionen) und die Verstärkung der Schmerzempfindung bzw. Schmerzpräsentation durch externe Verstärker (sekundärer Krankheitsgewinn, Zuwendung). Bei der diagnostischen Zuordnung chronischer Schmerzzustände empfiehlt es sich daher zu unterscheiden, ob ein chronischer Schmerzzustand auf einer körperlichen Erkrankung oder Schädigung beruht oder ob es sich um ein Schmerzerleben aufgrund einer vorliegenden psychiatrischen Erkrankung ohne entsprechendes organisches Korrelat handelt. Zahlreiche psychiatrische Erkrankungen wie z. B. die coenästhetische Schizophrenie, die larvierte Depression, psychosomatische Erkrankungen oder auch die somatoforme Schmerzstörung (Hoffmann und Egle 1999) verursachen eine chronische Schmerzbelastung ohne entsprechende zugrundeliegende organische Erkrankung oder körperliches Korrelat. Diese psychiatrischen Erkrankungen sollen jedoch nicht Gegenstand der folgenden Betrachtung sein.

Bei chronischem Schmerzsyndrom aufgrund einer zugrundeliegenden körperlichen Erkrankung läßt sich ein chronischer Schmerz mit einer adäquaten Schmerz- und Krankheitsbewältigung von einem chronischen Schmerz bei nicht gelungener Krankheits- bzw. Schmerzbewältigung unterscheiden (Egle at al. 1999).

Jeder organisch verursachte chronische Schmerz kann sekundäre seelische Veränderungen beim Betroffenen hervorrufen. Häufig ergibt sich eine vermehrte Gereiztheit oder Depressivität, häufig auch ein sozialer Rückzug. Die Erlebnisfähigkeit ist eingeengt, es sind auch Ängste zu verzeichnen, insbesondere bezüglich der künftigen Schmerzzunahme oder der Prognose der zugrundeliegenden Erkrankung (z. B. Tumorkrankheit). All diese Veränderungen können jedoch völlig *situationsadäquat* sein, d. h. nicht jede eine chronische Schmerzbelastung begleitende seelische Veränderung ist ein Hinweis auf eine bestehende psychiatrische Erkrankung oder eine nicht gelungene Krankheitsbewältigung! Entscheidend für die Unterscheidung zwischen einer gelungenen und einer nicht gelungenen Schmerzbewältigung ist die *Angemessenheit* der psychischen Veränderungen.

Zur Differenzierung zwischen einer gelungenen oder einer nicht gelungenen Krankheits- bzw. Schmerzbewältigung empfiehlt sich die Berücksichtigung unterschiedlicher psychischer und sozialer Parameter. Bei der gelungenen Krankheitsbewältigung entsprechen die Schmerzangaben und das Schmerzempfinden den erhobenen Erkrankungen und körperlichen Befunden. Das Kommunikationsverhalten ist adäquat, die Betroffenen sind in ihrem affektiven Erleben und Verhalten stabil. Bezüglich der Ehe/Partnerschaft ergeben sich intakte Beziehungen, familiäre Probleme liegen nicht vor. Es besteht eine gute Zufriedenheit am Arbeitsplatz, der Betroffene ist auch gut sozial eingebunden, weist kein übermäßiges soziales Rückzugsverhalten aus und kann durchaus noch an Hobbys und gesellschaftlichen Ereignissen teilnehmen.

Umgekehrt sind Auffälligkeiten in den oben angeführten Kriterien eventuell hinweisend auf eine nicht gelungene Krankheitsbewältigung.

Das Phänomen der *nicht gelingenden Krankheitsbewältigung* kann aus unterschiedlichen methodischen Perspektiven beleuchtet werden. Aus psychoanalytischer bzw. tiefenpsychologischer Sicht können biografisch relevante Erlebnisse bzw. Einflüsse auf die Persönlichkeitsentwicklung das Schmerzerleben in ungünstiger Weise beeinflussen (Egle 1993). Aus verhaltenstherapeutischer Sicht werden die Schmerzbewältigung ungünstig beeinflussende Verhaltensmuster in den Vordergrund gestellt (Flor 1999). Kognitive oder behaviourale Verhaltensmuster können zu einer gelungenen oder nicht gelungenen Schmerzbewältigung führen (Hasenbring 1999). Aus entwicklungspsychologischer Sicht (Pothmann 1999) werden insbesondere die frühen Schmerzerfahrungen in der Kindheit im Hinblick auf die Entwicklung der Schmerzbewältigung betrachtet.

Aus pragmatischen Erwägungen empfiehlt sich bei der Betrachtung der nicht gelungenen Schmerzbewältigung ein eklektizistisches Vorgehen, bei dem versucht wird, den unterschiedlichen Einflußfaktoren auf die Schmerzbewältigung (seien diese nun in der Entwicklung der Persönlichkeit, in den früheren Schmerzerfahrungen oder in den erlernten Verhaltensweisen gegenüber dem Schmerz begründet) Rechnung zu tragen. Ohne Wichtung und Wertung ergibt sich demzufolge eine Reihe von Einflußfaktoren auf die Schmerzbewältigung:

Kulturelle Faktoren haben bekanntermaßen einen Einfluß auf das Erleben und auch auf das Präsentieren von Schmerz. In ärztlichen Kreisen wird häufig das „Mittelmeersyndrom" kolportiert. Grundsätzlich ist das Präsentieren von oder Klagen über Schmerzen in unterschiedlichen Kulturkreisen unterschiedlich statthaft. Ein häufig zu beobachtender Risikofaktor zur Entwicklung einer nicht gelingenden Schmerz- oder Krankheitsbewältigung ist eine bestehende soziale oder kulturelle Entwurzelung, beispielsweise auch bei Spätaussiedlern, Asylbewerbern oder Gastarbeitern.

Frühe Schmerzerfahrungen in Kindheit und Jugend beeinflussen einerseits den späteren Umgang mit Schmerzen, können aber auch einer verstärkten Schmerzempfindung den Weg bahnen (diesem Faktor wird auch bei einer verbesserten Anästhesie bei frühkindlichen operativen Eingriffen Rechnung getragen). *Familiäre Vorbilder* tragen ebenfalls zur Entwicklung des späteren Verhaltens bei.

Eine große Bedeutung haben erlebte *narzisstische Kränkungen*. Häufig besteht bei den Betroffenen ein Konzept der körperlichen Unversehrtheit oder das Fehlen von bisherigen Mißerfolgserfahrungen, so daß eine plötzlich auftretende Gesundheitsbeeinträchtigung im Sinne der Kränkung erlebt wird. Nicht zu unterschätzen ist der Einfluß eines *fremdverschuldeten Unfalls*.

Bedeutend sind auch ärztliche bzw. *medizinische Einflüsse*. Eine unzureichende Aufklärung des Patienten, ein fehlender intensiver Gesprächskontakt, einander widersprechende Aussagen oder das Vorhandensein von unzutreffenden Krankheitskonzepten (auch aufgrund einer stattgehabten iatrogenen Fixierung) können die Krankheitsbewältigung negativ beeinflussen. Negativ zu bewerten ist die wiederholte Erfahrung der Wirkungslosigkeit ärztlicher Behandlungen, verstärkend wirkt sich auch der *Erhalt von Vergünstigungen* durch Präsentation von Schmerz aus (Arbeitsunfähigkeitsbescheinigung, Verschreibung von Physiotherapie oder Analgetika).

Die Bedeutung des *individuellen Krankheitskonzepts* ist ebenfalls nicht zu unterschätzen, da subjektive Theorien zur Krankheitsentstehung (der Rücken ist „kaputt", da man schwer gearbeitet hat) und auch Befürchtungen zur Prognose (meine Schmerzen sind nicht behandelbar) tragen zur Chronifizierung bei.

Häufig ist bei chronischen Schmerzpatienten mit nicht gelungener Bewältigung ein *Analgetika-Mißbrauch* zu beobachten mit dem bekannten Risiko der Abhängigkeitsentwicklung.

Auch berufliche Faktoren beeinflussen die zu beobachtende Bewältigung. Die Arbeitsplatzzufriedenheit ist beispielsweise der wichtigste Prädiktor für die Prognose chronischer Rückenschmerzen.

Negativ auf die Krankheitsbewältigung wirken sich eine lange Arbeitsunfähigkeit, eine Arbeitslosigkeit, eine Berentung auf Zeit bzw. ein laufendes Rentenverfahren und eine geringe berufliche Qualifikation aus. Die Entwicklung eines sekundären Krankheitsgewinns („nur wenn ich Schmerzen habe, erhalte ich finanzielle Vergünstigungen") tragen ebenfalls zur Chronifizierung bei.

Auf die Bedeutung der Faktoren *Ehe/Partnerschaft* und *Familie* wurde bereits hingewiesen. Häufig wird die Bewältigung durch eine fehlende familiäre Unterstützung beeinflußt, andererseits kann auch eine zu starke Entlastung durch die Familienmitglieder bei der Präsentation von Schmerzen zur Chronifizierung beitragen.

Auch das weitere *soziale Umfeld* kann die Schmerzbewältigung beeinflussen. Häufig wird Krankheit oder Schmerz als Legitimation beispielsweise der Frühberentung benutzt, Krankheit kann auch eine Rolle im gesellschaftlichen Umfeld begründen oder als Statussymbol betrachtet werden.

Es lassen sich grob drei unterschiedliche Typen von *Coping-Strategien* bzw. *Kontrollüberzeugungen* unterscheiden (Blanchard und Andrasik 1991, Hasenbring 1992): die *internale* („ich werde mir helfen"), welche durch ein aktives Umgehen mit der bestehenden Krankheit bzw. dem Schmerz im Sinne einer gelungenen Bewältigung gekennzeichnet ist, die *external-personenbezogene* („Sie müssen mir helfen"), welche durch eine passive Versorgungserwartung gegenüber dem Therapeuten gekennzeichnet ist, und die *external-fatalistisch* („keiner kann mir helfen"). Die external-personenbezogene Kontrollüberzeugung bringt häufig zunächst eine Idealisierung des Arztes bzw. Therapeuten mit sich, die dann bei dem regelhaft ausbleibenden Behandlungserfolg in eine Enttäuschung umschlägt. Dies wird zum Phänomen des „doctor-shopping". Der Patient mit external-fatalistischer Kontrollüberzeugung zeichnet sich durch eine katastrophisierende Sicht der Erkrankung und Schmerzen („catastrophizing") aus, aufgrund der als unkorrigierbar schlecht empfundenen Prognose ist ein Therapieerfolg regelhaft nicht erzielbar.

Die *Begutachtung chronischer Schmerzzustände* gewinnt zunehmende Bedeutung (Hausotter 1996, Krasney 1995). Hierbei stellt die *gelungene Schmerzbewältigung*, welche die oben angeführten Kriterien positiv aufweist, den Gutachter vor keine zusätzlichen Probleme. Eine adäquate Schmerzbelastung und auch eine gewisse Einschränkung der Erlebnis- und Gestaltungsfähigkeit (verbunden eventuell mit einem sozialen Rückzugsverhalten) ist bereits in der Bewertung der zugrundeliegenden organischen Erkrankung bzw. Behinderung erfaßt. *Ein vorliegendes chronisches Schmerzsyndrom aus organischer Ursache mit gelungener Krankheitsbewältigung begründet also keine zusätzliche Bewertung (etwa im Rahmen der MdE oder des GdB) durch den schmerztherapeutischen Gutachter.*

Um zwischen einer gelungenen und einer nicht gelingenden Schmerzbewältigung unterscheiden zu können und die Auswirkungen der nicht gelungenen Schmerzbewältigung auf die alltägliche Belastbarkeit, die psychische Erlebnis- und Gestaltungsfähigkeit und das Sozialverhalten einschätzen zu können, empfiehlt es sich, die folgenden Punkte bei der Anamneseerhebung und der körperlichen Untersuchung im Rahmen der Begutachtung zu berücksichtigen:

Die *Anamneseerhebung* sollte die Schmerzstärke, -lokalisation, -dauer, und -schilderung erfassen. Wichtig ist die Frage nach früheren Schmerzerfahrungen, vorliegenden Krankheitsmodellen, der Sicht der Behandelbarkeit bzw. Prognose. Auch die bisher durchgeführten Therapien und Informationen durch andere Ärzte sind wichtig. Die *Sozialanamnese* sollte die familiären Verhältnisse, insbesondere die bestehende Ehe bzw. Partnerschaft erfassen. In der *Berufsanamnese* sollten gezielt aktuelle Konflikte am Arbeitsplatz, eine Arbeitslosigkeit, und auch ein Rentenantrag bzw. Rentenbezug erfragt werden. Wichtig ist die *Beschreibung des Tagesablaufes*. Kann der Proband noch körperlichen Tätigkeiten und Bewegungen ausführen? Kann er noch seinem Hobby oder Sport nachgehen?. Werden *Analgetika* eingenommen oder andere Medikamente (insbesondere *Psychopharmaka*)? Haben bereits früher psychiatrische Erkrankungen vorgelegen (die eventuell eine stationäre oder ambulante nervenärztliche Behandlung notwendig machten)? Wurde die Krankheit bzw. der Unfall als Kränkung erlebt, war der Unfall fremdverschuldet?

Zur Abrundung des gewonnenen Bildes empfiehlt sich, wenn irgend möglich, die Durchführung einer *Fremdanamnese* durch Begleitpersonen, am besten sollte die Fremdanamnese getrennt erhoben werden!

In der *körperlichen Untersuchung* ist auf das ängstliche Vermeiden von bestimmten Bewegungen zu achten, auch auf „übertriebene" Schmerzäußerungen und auf eine Diskrepanz zwischen den anamnestischen Schmerzangaben und dem jetzt erhebbaren körperlichen Befund. Auch der allgemeine Trainingszustand und der vegetative Status des Probanden ist von Bedeutung.

Beim *psychischen Befund* ist insbesondere einer eventuell vorliegenden eigenständigen psychiatrischen Erkrankung Rechnung zu tragen, es sollte zumindest das Kontaktverhalten, die Stimmung, die affektive Schwingungsfähigkeit und eine eventuell vorliegende Aggravationstendenz beschrieben werden.

Bei der Verwendung zusätzlicher *testpsychologischer Verfahren* ist der zusätzliche Informationsgewinn gegen die methodischen Schwierigkeiten abzuwägen. Die meisten psychologischen Testverfahren sind im Hinblick auf einen völlig kooperativen *Patienten*, nicht auf einen *Gutachtenprobanden* entwickelt worden, und legen eine uneingeschränkte Mitarbeit des Probanden zugrunde. Andererseits können orientierende Testfragebögen durchaus das in der Anamnese und der körperlichen Untersuchung gewonnene Bild abrunden, oder es können sich wegweisende Diskrepanzen zwischen psychischem Befund und testpsychologischer Untersuchung einerseits und den anamnestischen Schilderungen andererseits ergeben. Ohne Anspruch auf Vollständigkeit seien hier nur einige der häufig gebrauchten Testverfahren genannt:

Das *Kieler Schmerzinventar* (Hasenbring 1994) beleuchtet die coping-Strategien des Probanden. Die *Beschwerdeliste* (v. Zerssen 1975) erfaßt den subjektiven Leidensdruck und das Erleben der körperlichen Schmerzen und Beschwerden des Probanden. Häufig gebraucht werden *VAS-Skalen* (= visuelle Analogskalen), die die subjektive Schmerzstärke, aber auch die Stimmungslage und ein eventuelles soziales Rückzugsverhalten in einer Selbstbeurteilung erfassen. Der *Berner Schmerzfragebogen* erfaßt die emotionale Beteiligung am Schmerzerleben, kann eventuell auch hinweisend sein auf eine vorliegende psychiatrische Erkrankung, etwa im Sinne der eigenständigen psychischen Erkrankung oder der psychiatrischen Komorbidität. Der *Fear-Avoidance Beliefs Questionnaire* (Waddell et al. 1993) umfaßt die Vermeidungshaltungen und Krankheitsüberzeugungen des Probanden speziell im Hinblick auf chronische Rückenschmerzen. Im *Freiburger Persönlichkeitsinventar* ergeben sich häufig Hinweise auf eine Auffälligkeit der Primärpersönlichkeit etwa im Sinne einer durchgängigen Persönlichkeitsstörung oder Neurose.

Die *gutachtliche Bewertung* geschieht dann unter kritischer Würdigung der Anamnese, des körperlichen und psychischen Befundes sowie eventueller Zusatzuntersuchungen, insbesondere psychologischer Testverfahren. Bei einer nicht gelungenen Schmerzbewältigung liegen eventuell zusätzliche Einbußen oder Behinderungen beim Probanden vor, welche über jenes Maß hinausgehen, die bei der gleichen Erkrankung mit einer gelungenen Krankheitsbewältigung üblich sind. Insbesondere kann sich aus der nicht gelungenen Schmerzbewältigung einerseits eine zusätzlich eingeschränkte körperliche Befindlichkeit und Belastbarkeit (etwa aufgrund eines chronifizierten Vermeidensverhaltens oder Entwicklung einer körperlichen Schonhaltung), andererseits auch eine eingeschränkte psychische Belastbarkeit sowie eine reduzierte Erlebnis- und Gestaltungsfähigkeit ergeben.

In der *Rentenbegutachtung* bedingen die eventuell vorliegenden zusätzlichen Einschränkungen sowohl der körperlichen als auch der psychischen Belastbarkeit ein weiter eingeschränktes körperliches oder seelisches Leistungsprofil. Über ein zusätzlich eingeschränktes körperliches und seelisches Leistungsprofil hinaus ist nur in sehr ausgeprägten Fällen von einer aufgehobenen Erwerbsfähigkeit aufgrund der nicht gelungenen Schmerzbewältigung auszugehen. Eine Berentung auf Zeit ist bei chronifizierten Schmerzzuständen (insbesondere bei nicht gelungener Schmerzbewältigung) in der Regel kontraproduktiv!

In der *privaten Unfallversicherung* dürfte regelhaft die zusätzliche Auswirkung einer nicht gelungenen Schmerzbewältigung nicht berücksichtigungsfähig sein.

Hingegen sollte im Rahmen der *gesetzlichen Unfallversicherung* bei einer nicht gelungenen Schmerzbewältigung eventuell die Bewertung mit einer zusätzlichen MdE erwogen werden aufgrund „körperlicher und geistiger Beeinträchtigung im allgemeinen Erwerbsleben", wobei „seelische Begleiterscheinungen und Schmerzen zu berücksichtigen" sind. Ursächlich auf einen stattgehabten Unfall ist eine nicht gelungene Krankheitsbewältigung nur dann zurückführbar, wenn dieser „wesentliche Bedingung" im Sinne der Relevanztheorie für die Entwicklung der nicht gelungenen Bewältigung ist. Andererseits ist aber auch der Versicherte in seinem „So-Sein" versichert, auch mit nicht zielführenden coping-Strategien. Eventuell ergibt sich die zusätzliche Notwendigkeit von Heilbehandlungen zur Verbesserung der Krankheits- bzw. Schmerzbewältigung.

Im *Schwerbehindertenrecht* ist der Aufwirkung einer nicht gelungenen Krankheitsbewältigung nicht explizit Rechnung getragen, die eventuelle Verstärkung der Auswirkung einer körperlichen Behinderung sollte jedoch adäquat bewertet werden. Da die nicht gelungene Schmerzbewältigung nicht als Behinderung explizit in den Anhaltspunkten aufgeführt wird, schlagen wir aus pragmatischen Erwägungen die Bewertung analog einer sich *gleichartig auswirkenden Neurose, Persönlichkeitsstörung oder Folge psychischer Traumen* vor. Hierbei wird die beobachtete Einschränkung der Erlebnis- und Gestaltungsfähigkeit bewertet (vgl. auch Anhaltspunkte Seite 60f).

Literatur
Blanchard-EB, Andrasik-F: Bewältigung chronischer Kopfschmerzen: Diagnose und Psychotherapie. Huber, Bern 1991

Egle-UT (1993): Psychoanalytische Auffassungen von Schmerz. Historische Entwicklung, aktueller Stand, empirische Belege. Nervenarzt 64: 289 – 302

Egle-UT, Derra-C, Nix-W, Schwab-R: Spezielle Schmerztherapie. Leitfaden für Weiterbildung und Praxis. Schattauer, Stuttgart 1999

Flor-H: Verhaltesmedizinische Grundlagen chronischer Schmerzen. In: Basler-HD, Franz-C, Kröner-Herwig-B, Rehfisch-HP, Seemann-H (Hrsg.): Psychologische Schmerztherapie. Grundlagen – Diagnostik – Krankheitsbilder – Behandlung. Springer, Berlin 1999

Hasenbring-M: Chronifizierung bandscheibenbedingter Schmerzen. Schattauer, Stuttgart 1992

Hasenbring-M: Kieler Schmerz-Inventar. Huber, Bern 1994

Hasenbring-M: Prozesse der Chronifizierung von Schmerzen. In: Basler-HD, Franz-C, Kröner-Herwig-B, Rehfisch-HP, Seemann-H (Hrsg.): Psychologische Schmerztherapie. Grundlagen – Diagnostik – Krankheitsbilder – Behandlung. Springer, Berlin 1999

Hoffmann-SO, Egle-UT: Psychodynamische Konzepte bei psychogenen und psychosomatischen Schmerzzuständen. In: Basler-HD, Franz-C, Kröner-Herwig-B, Rehfisch-HP, Seemann-H (Hrsg.): Psychologische Schmerztherapie. Grundlagen – Diagnostik – Krankheitsbilder – Behandlung. Springer, Berlin 1999

IASP – International Association for the Study of Pain (1979): Pain Terms: a list with definitions and notes for usage. Pain 6: 249 – 52

Pothmann-R: Entwicklungspsychologische Aspekte chronischer Schmerzen. In: Basler-HD, Franz-C, Kröner-Herwig-B, Rehfisch-HP, Seemann-H (Hrsg.): Psychologische Schmerztherapie. Grundlagen – Diagnostik – Krankheitsbilder – Behandlung. Springer, Berlin 1999

Waddell-G, Newton-M, Henderson-I et al. (1993): A Fear Avoidance Beliefs Questionaire (FABQ) and the Role of Fear-Avoidance Beliefs in chronic low back Pain and Disability. Pain 52: 157 – 168

Zerssen-Dv: Beschwerdeliste. Beltz, Weinheim 1975

Systematik von Schmerz
Bernhard Kügelgen

Für die Begutachtung ist eine Unterscheidung verschiedener Schmerzarten zweckmäßig. Hierbei sollte nicht auf eine größtmögliche Vielfalt Wert gelegt werden, sondern es sollten so wenig Schmerzarten wie möglich differenziert werden, und dies sollte von gutachterlicher Relevanz sein.

Es sollten die wichtigen neuen Erkenntnisse der speziellen Schmerztherapie berücksichtigt werden, andererseits sollte eine Nomenklatur angestrebt werden, die der des ICD 10 entspricht.

Es ergibt sich nach unserer Einschätzung folgende Minimalliste:

Akuter Schmerz
Hierunter ist ein Verletzungs- der Operationsschmerz zu verstehen, der gutachterlich nie zu Problemen führt. Im wesentlichen gilt für die gesamte Einschätzung das alte eindimensionale sogenannte kartesische Schmerzmodell, hierauf braucht nicht näher an dieser Stelle eingegangen zu werden.

Chronischer Schmerz, adäquate Reaktion
Der Begriff „Chronischer Schmerz" wird unterschiedlich eingesetzt. Während beim Tumorschmerz und beim Kopfschmerz der Begriff „chronisch" ab 6 Monaten eingesetzt wird, hat sich beim Rückenschmerz der Begriff chronisch ab drei Monaten etabliert, zwischen der vierten und zwölften Woche ist der Begriff „subakut" eingeführt worden.

Zwischen chronischem Schmerz und chronifiziertem Schmerz ist streng zu unterscheiden. Chronisch meint tatsächlich nur die bestehende Dauer. Hierbei ist gerade beim Rückenschmerz zu beobachten, dass es Patienten gibt, die Jahre, sogar Jahrzehnte Rückenschmerzen haben, meist bei einer bestehenden ligamentären Insuffizienz, die aber keine Chronifizierung im Sinne von Anpassungserscheinungen zeigen, die vielmehr durch Information und ein relativ begrenztes Bündel von Maßnahmen aus ihren Schmerzen herausgeführt werden können. Die Chronifizierung meint deutlich darüber hinausgehende Anpassungsvorgänge, die zunächst einmal als normale Veränderungen auf chronische Krankheiten, in diesem Falle zuzüglich Schmerz, zu bewerten sind.

Bis hierhin ist die Begutachtung von Schmerz sozusagen der Normalfall, bedarf keiner besonderen Begutachtung, auch braucht der Gutachter keine zusätzliche Qualifikation.

Die Situation ändert sich mit der ungewöhnlichen Qualität des Schmerzes.

Chronischer Schmerz, inadäquates Ausmaß
Dies gibt es bei allen Formen des sympathisch gestalteten Schmerzes, also zum Beispiel beim neuropathischen Schmerz, bei den verschiedenen Formen des komplexen regionalen Schmerzsyndroms. Auch eine Allodynie gehört hierhin und kann durchaus sozialmedizinisch relevant sein, wenn zum Beispiel eine Nervenverletzung im Bereich der lin-

ken Schulter Schwierigkeiten beim Anlegen des Sicherheitsgurtes beim Autofahren macht, ebenfalls beim Tragen bestimmter Kleidungsstücke. Es ist sehr wichtig, diese Befindlichkeitsbeeinträchtigung nicht als psychoreaktiv zu etikettieren, weil sie damit zum Beispiel in der privaten Unfallversicherung nicht mit berücksichtigt werden würde. Tatsächlich handelt es sich um organisch bedingte Schmerzen von einer besonderen, sozialmedizinisch relevanten Qualität und Intensität. Gleiches gilt übriges auch für die Muskelfunktionsstörungen nach Schleudertrauma, bei denen die muskulär bedingten Nackenschmerzen mit Sensationen im Kopfbereich einhergehen, die pathophysiologisch noch erhebliche Rätsel aufgeben (Kügelgen, Baumgaertel 2001).

Chronischer Schmerz, inadäquate Reaktion

Hierbei handelt es sich um typische psychoreaktive Veränderungen auf Schmerz, das auf Seite 107 ff ausführlich dargestellt wird.

Von diesen organischen Schmerzen mit ungewöhnlicher Qualität oder Intensität und ungewöhnlicher Bewältigung streng zu unterscheiden ist ein psychisch bedingter Schmerz, also Schmerz als psychiatrisches Symptom. Hierbei ist deutlich hinsichtlich des Zusammenhangs zu unterscheiden. Daher ist der Begriff Komorbidität jedenfalls als dauerhafte Beschreibung nach unserer Meinung ungeeignet, er ist allenfalls ein Arbeitstitel. Der Begriff Komorbidität entlässt den Arzt aus der Verpflichtung zu differenzieren, ob die psychischen Veränderungen Folge des Schmerzes sind oder ob der Schmerz Ausdruck einer zugrundeliegenden psychischen Veränderung ist oder ob beides nur zufällig nebeneinander besteht. Gerade in der gutachterlichen Bewertung, aber auch in der Behandlung der Schmerzen ist eine solche Differenzierung immer anzustreben, wenngleich sie im Einzelfall auch einmal nicht gelingen mag. Es ist gerade eine entscheidende Qualifikation von Ärzten, die sich besonders mit Schmerz beschäftigen, dass sie diese Differenzierung doch durchführen. Gerade deswegen ist ja die Schmerztherapie „fachübergreifend", was etwas völlig anderes ist als „fächeraddierend".

Besondere Probleme werfen immer wieder die somatoformen Störungen auf, weil sie eben doch in das psychiatrische Fachgebiet hineingehören und vielen Kollegen, die in diesem Fachgebiet nicht beheimatet sind, daher auch diese Diagnosen nicht bekannt sind.

Eine solche Diagnose anzunehmen setzt voraus, dass man in dem Fachgebiet Psychiatrie und Psychosomatik Kompetenz besitzt. In allen anderen Fällen sollte man – wie sonst auch – ein psychiatrisches bzw. psychosomatisches oder psychotherapeutisches Zusatzgutachten anfordern. Es sei hier durchaus eingeräumt, dass es nicht sehr viele Kollegen aus diesen Fachgebieten gibt, die sich mit Gutachten befassen, erst recht nicht mit Gutachten mit dem psychiatrischen Symptom Schmerz.

Zur Information sei aus dem Wörterbuch der Psychiatrie und der medizinischen Psychologie von U. H. Peters in Erinnerung gerufen:

Somatoforme Störungen
Sammelbez. für alle Krankheitszustände, bei denen körperliche Zeichen oder Veränderungen bestehen, für die es keine nachweisbaren körperlichen Ursachen gibt, die

jedoch auf bestimmte Erlebnisfaktoren zurückgeführt werden können. Der Arzt vermutet gewöhnlich zunächst eine Körperkrankheit (= somatoform), die sich aber im weiteren Gang der Untersuchung als nicht vorhanden herausstellt. Diese neue DSM-III-Bez. fasst die bisherigen funktionellen Körperstörungen, Konversionshysterie, nichtsomatischen Schmerzzustände und Hypochondrie zusammen. DSM-III unterscheidet:
1. Somatisierungssyndrom
2. Konversionssyndrom
3. Psychogenes Schmerzsyndrom
4. Hypochrondrie
5. Atypische somatoforme Störung.

DSM III-R unterscheidet:
1. Dysmorphe Störung (*Dysmorphophobie)
2. Konversionsstörung oder Hysterische Neurose vom Konversionstyp (*Konversionssyndrom)
3. *Hypochrondrie oder Hypochrondrische Neurose
4. Somatisierungsstörung (*Somatisierungssyndrom)
5. Somatoforme Schmerzstörung (Psychogenes Schmerzsyndrom)
6. Undifferenzierte Somatoforme Störung (*Atypische Somatoforme Störung)
7. Somatoforme Störung NNB

Einfacher wiederum ist die Situation bei dem sogenannten psychotischen Schmerz, weil hier die Psychose doch als gut definierte psychiatrische Erkrankung eindeutig das Gutachten dem psychiatrischen Fachgebiet zuweist.

Immer wieder wird die Frage aufgeworfen, wo denn nun die Fibromyalgiekranken hineingehören. Es ist schwierig, eine unklare und noch nicht ausdiskutierte Diagnose einer solchen Systematik zuzuordnen. Drei Lager lassen sich unterscheiden: Die Somatiker nehmen einen ungewöhnlich ausgeprägten somatisch begründeten Schmerz an und beziffern ihn mit M 79.0, andere sehen mehr die psychischen Störungen im Vordergrund und beziffern ihn mit F 45. 4, eine dritte Gruppe lässt ihn offen und spricht von unklaren Schmerzen und beziffert mit R 52.2.

Recht schwierig zu differenzieren ist der Schmerz als Ausdruck des körperlichen Entzuges. Auch hier liegen die Schwierigkeiten darin, dass solch ein Entzug von den meisten Ärzten außerhalb der Psychiatrie noch nie gesehen wurde. Dabei ist die Kombination von unstillbarem Drang nach abhängigkeitsauslösender Substanz, vegetativer Dekompensation und intensivem, von Stunde zu Stunde zunehmendem Ganzkörperschmerz eigentlich unverkennbar und typisch.

Literatur
Kügelgen B, Baumgaertel F (2001) Neuroorthopädie 9. Neues zum Schleudertrauma. Zuckschwerdt, München

Organschmerz

Akuter Schmerz
(altes eindimensionales
Schmerzmodell)

Chronischer Schmerz
Adäquate Reaktion

Chronischer Schmerz
Inadäquates Ausmaß

Chronischer Schmerz
inadäquate Reaktion

Somatoforme
Schmerzkrankheit

Psychotischer
Schmerz

Entzug

Psychogener Schmerz

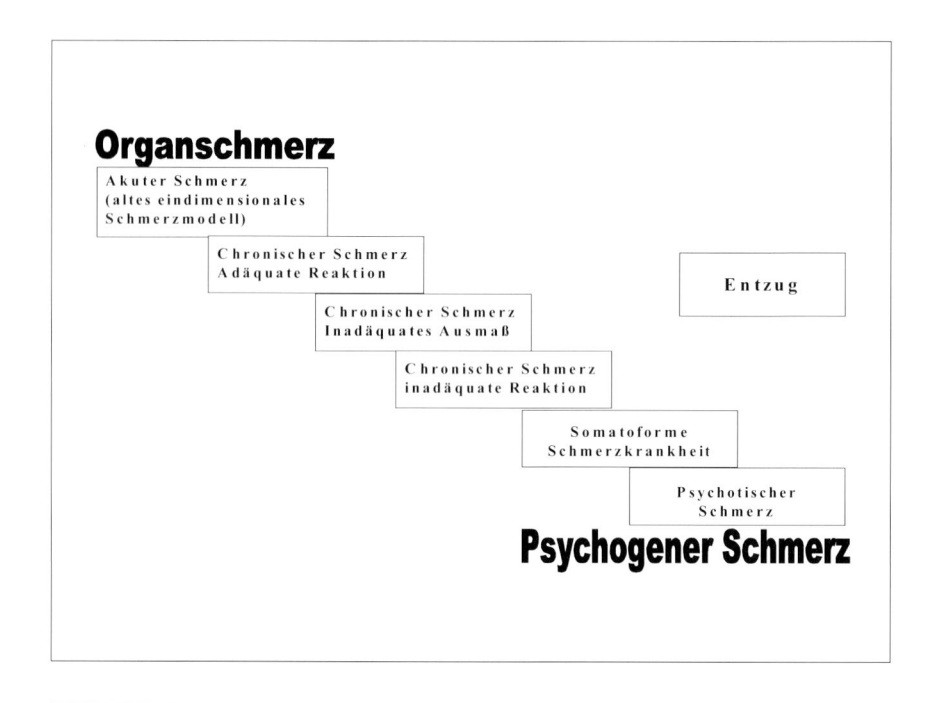

ICD – 10 Kapitel F (psychische Störungen)

F 0	Organische, einschließlich symptomatischer psychischer Störungen
F 1	Psychische und Verhaltensstörungen durch psychotroper Substanzen
F 2	Schizophrenie, schizotype und wahnhafte Störungen
F 3	Affektiv Störungen
F 4	*Neurotische-, Belastungs- und somatoforme Störungen*
F 5	Verhaltensausffälligkeiten mit körperlichen Störungen oder Faktoren
F 6	Persönlichkeits- und Verhaltensstörungen
F 7	Intelligenzminderungen
F 8	Entwicklungstörungen
F 9	Verhaltens- und emotionale Auffälligkeiten mit Beginn in der Kindheit und Jugend
F 99	Nicht näher bezeichnete psychische Störungen

daraus:

ICD – 10 Kapitel F 4

Neurotische-, Belastungs- und somatoforme Störungen

F 40	phobische Störung
F 41	andere Angststörung
F 42	Zwangsstörung
F 43	Reaktionen auf schwere Belastungen und Anpassungsstörungen
F 44	Dissoziative Störungen (Konversionsstörungen)
F 45	*somatoforme Störungen*
F 48	andere neurotische Störungen

daraus:

ICD – 10 Kapitel F 45: somatoforme Störungen

F 45.0	Somatisierungsstörung
F 45.1	undifferenzierte Somatisierungsstörung
F 45.2	hypochondrische Störung
F 45.3	somatoforme autonome Störung
F 45.30	kardiovaskuläres System
F 45.31	oberer Gastrointestinalakt
F 45.32	unterer Gastrointestinaltrakt
F 45.33	respiratorisches System
F 45.34	Urogenitalsystem
F 45.4	anhaltende somatoforme Schmerzstörung
F 45.8	andere
F 45.9	nicht näher bezeichnete

Zur Aufklärungspflicht bei der Opioidtherapie
oder: über den Wert der Lehrmeinung an sich

Matthias Mindach

Zusammenfassung

Fragestellung. In einigen aktuellen deutschsprachigen Büchern über Schmerzbehandlung wird die Auffassung vertreten, bei Schmerzpatienten würde die Gefahr einer Opioidabhängigkeit nicht bestehen. Es war zu prüfen, wie weit diese Annahme empirisch belegt ist.

Methodik. Nachlesen aller erreichbaren Quellenangaben aus 4 aktuellen, willkürlich ausgewählten deutschen Fachbüchern zur Schmerztherapie, die als Beleg für die fehlende Gefahr einer Suchtentwicklung bei Schmerzpatienten angeführt werden.

Ergebnisse. Es fand sich keine methodisch überzeugende Studie, die die These von der fehlenden Suchtgefahr gestützt hätte. Einige klinische Arbeiten wurden in ihren zentralen Aussagen, die eine hohe Suchtgefahr nahelegen, nicht zur Kenntnis genommen, andere wurden sinnentstellend zitiert.

Schlußfolgerung. Das Fehlen einer Abhängigkeitsentwicklung in der Schmerztherapie mit Opioiden ist, insbesondere bei Patienten mit Schmerzen aus nichtmaligner Ursache, empirisch nicht hinreichend belegt. Der bloße Verweis auf die „Lehrmeinung" bietet keinen absoluten Schutz vor Fehlentscheidungen.

Schlüsselworte: Opioide – Schmerzen nichtmaligner Ursache – Abhängigkeit

No Addiction In Pain Patients? Questions Of A Reading Physician

Abstract. In some recent German textbooks of pain management there is maintained that psychological dependence to opioids in pain patients is not a real problem. The evidence for this statement is reviewed.

Methods. Reading of the cited literature and additional MEDLINE search

Results. Not a single convincing clinical study could be found in the references to proof the claimed absence of addiction in pain patients. The central topics of some papers cited had not been taken into account, other papers have been cited distorting their meaning or overemphasizing their true importance.

Conclusions. Despite the assertion of the contrary, the maintenance of no addiction in pain patients, especially in noncancer pain, seems to be not yet proven.

key words: opioid addiction – noncancer pain

Einleitung

In Zeiten einer zunehmenden Verrechtlichung der Medizin (Stichwort: „Stärkung der Patientenrechte"), die offenbar unauflösbar verknüpft ist mit Aspekten der Finanzierbarkeit z. B. der Pharmakotherapie (Stichwort: „Zulassung"), gewinnen Fragen der Aufklärung des Patienten ein immer größeres Gewicht. Dies gilt auch für die bislang davon eher weniger „gefährdeten" konservativen Fächer.

Die Aufklärung hat für juristische Auseinandersetzungen zwischen Arzt und Patient einen zentralen Stellenwert, weil im Falle einer mangelnden Aufklärung die sog. Beweislastumkehr gilt: nicht der Patient muß dem Arzt einen Fehler nachweisen, sondern der Arzt hat nachzuweisen, daß er keinen Fehler gemacht hat – das eine ist ebenso schwierig wie das andere.

Natürlich aber hat Aufklärung nicht nur den Aspekt der juristischen Absicherung für den Arzt, sondern einzig eine vernünftige, am Verhältnis von Nutzen zu Risiko sowie am Risiko einer unterlassenen Behandlung orientierte Aufklärung kann den Patienten in den Stand setzen, sich qualifiziert für oder gegen eine medizinische Maßnahme zu entscheiden. Nebenbei bemerkt kann es durchaus einen emotional entlastenden Effekt für den Arzt haben, wenn dieser selbst im Zweifel ist, ob eine propagierte Indikation unter bestimmten Umständen angemessen ist.

Seit einiger Zeit wird allgemein die Auffassung vertreten, bei der Schmerzbehandlung mit Opioiden bestehe keine Suchtgefahr. Konsequenterweise hat sich daher mit der Vereinfachung des Zugangs zu Opioiden ein zunehmend weniger restriktiver Umgang mit Opioiden ergeben, die lange Zeit fast nur in der Terminalphase von Krebsleiden verschrieben worden waren. Es ist heute nicht ungewöhnlich, Patienten mit chronischen Schmerzen nichtmaligner Ursache mit oralen Opioiden zu behandeln.

Die Erfahrung lehrt jedoch, daß bei ungeprüften Presseberichten ein gewisses strukturelles Mißtrauen durchaus am Platz sein kann. Es war deshalb zu prüfen, was die derzeitige Lehrmeinung ist und wieweit diese empirisch begründet ist.

Material und Methode

Für unsere Untersuchung gehen wir davon aus, daß sich die Lehrmeinung in Büchern lehrbuchartigen Charakters finden läßt. Ein solcher Anspruch wird unterstellt, wenn der Buchtitel Worte wie „Lehrbuch", „Leitfaden", „Grundriß" o. ä. enthält oder übersichtsartige Darstellungen zum Thema zu erwarten sind. Es erweist sich als nicht möglich, eine detaillierte Analyse der Texte aller infrage kommenden Bücher im Rahmen dieser Arbeit vorzulegen. Deshalb wurden willkürlich vier aktuelle Bücher zum Thema der Schmerztherapie mit Opioiden ausgewählt. Es waren dies:

1. Flöter T (Hg.) (1998) Grundlagen der Schmerztherapie. Curriculum Spezielle Schmerztherapie des SCHMERZtherapeutischen Kolloquiums e.V. nach dem Kursbuch der Bundesärztekammer. Urban und Vogel, München
2. Striebel H (1999) Therapie chronischer Schmerzen. Ein praktischer Leitfaden. Schattauer, Stuttgart
3. Freye E (1999) Opioide in der Medizin. Wirkung und Einsatzgebiete zentraler Analgetika. Springer, Berlin Heidelberg New York
4. Zenz M, Jurna T (Hg.) (1993) Lehrbuch der Schmerztherapie. Grundlagen, Theorie und Praxis für Aus- und Weiterbildung. Wissenschaftliche Verlagsgesellschaft Stuttgart

Diejenigen Textpassagen, die zur Frage der Opioidabhängigkeit Stellung nehmen, wurden daraufhin untersucht, inwieweit die in ihnen dargestellte Sachlage von den jeweils als Beleg angeführten empirischen Arbeiten abgesichert ist.

Ergebnisse

Flöter: Grundlagen der Schmerztherapie

Bei Flöter heißt es: *"Langjährige Erfahrungen sowie zahlreiche Studien belegen, daß bei richtiger Anwendung ... Sucht, psychische Abhängigkeit und Toleranzentwicklung keine Rolle spielen."* (1, S. 184)

Trotz des allgemeinen Hinweises auf zahlreiche Studien wird an dieser Stelle aber keine einzige angeführt. Später wird erklärt:

"Besonders die irrationale Angst vor der Erzeugung einer Sucht ist bei der Anwendung zentralwirksamer Analgetica das größte Hemmnis. Im Gegensatz hierzu besteht die internationale Übereinstimmung unter Fachleuten, daß bei rationaler Handhabung von Opioiden auch bei langfristigem, hochdosiertem Einsatz keine Suchtgefahr vorhanden ist." (1, S. 204)

Ein Rest Ungewißheit verbleibt allerdings: wie sich bei einem Blick in die Geschichte der Medizin unschwer erkennen läßt, ist die Einigkeit unter Experten allein noch kein hinreichendes Kriterium für wissenschaftliche Wahrheit.

Striebel: Therapie chronischer Schmerzen

Bei Striebel (2) findet sich diese Passage: *"Bei Schmerzpatienten kommt es zu keiner psychischen Abhängigkeit. Der Krebspatient verlangt eine erneute Opioidgabe nicht wegen der psychischen, sondern wegen der schmerzlindernden Wirkung (Twycross 1982a)."* (2, S. 24)

Immerhin, es wird wenigstens eine Quelle zitiert. Allerdings handelt es sich nicht um eine klinische Studie, sondern um eine Übersichtsarbeit (3). Die dort angegebenen Quellen sind:

1. die Doktorarbeit des Autors
2. eine Arbeit, die im Literaturverzeichnis nicht erscheint („Hunt et al. 1980"). Sie läßt sich auch nicht unter den 180 Literaturstellen, die sich bei der MEDLINESuche nach „Hunt" und „1980" ergeben, identifizieren.
3. eine Auswertung der Unterlagen von 500 eigenen Patienten: „the notes of 500 patients admitted consecutively ... were reviewed. (Hunt et al. 1977)". In der betreffenden Arbeit (4) findet sich die detaillierte Darstellung einer Befragung von dreizehn Patienten bezüglich der Effektivität ihrer Schmerztherapie. Bei vier dieser Patienten wird eine Opioidgabe erwähnt; über die Zeitdauer der Behandlung wird nichts mitgeteilt. Die Probleme „Abhängigkeit" oder „Sucht" werden in der Arbeit nicht thematisiert.

Bei einer derartigen Datenbasis kann ein Fehlen der Gefahr psychischer Abhängigkeit wohl noch nicht als erwiesen gelten. Darüber hinaus: ob Ergebnisse bei Krebspatienten sich verallgemeinern lassen auf Schmerzpatienten ohne Tumordiagnose, ist nicht von vornherein selbstverständlich, da es sich, v. a. im Hinblick auf eine mögliche Bedeutung psychoreaktiver Prozesse in der Pathogenese des Schmerzes, um verschiedene Patientenkollektive handeln dürfte.

Freye: Opioide in der Medizin

Besser scheint die Datenlage bei Freye (5). In diesem Buch gibt es zwei Kapitel über die Frage der Opioidabhängigkeit bei Schmerzpatienten. Die Kernaussagen, optisch hervorgehoben, lauten: *"Opioide zum Zweck einer Schmerztherapie führen weder zur Toleranz – noch zur Abhängigkeitsentwicklung"* (5, S. 94)

"Eine psychische Abhängigkeit tritt bei Krebspatienten, wenn überhaupt, sehr selten auf" (5, S. 151)

Und im Detail heißt es:

"Die Häufigkeit, daß Schmerzpatienten unter chronischer Opioidmedikation süchtig werden, ist, wie eine großangelegte Studie nachweisen konnte, extrem niedrig. Von 1200 Fällen wurde nur eine Abhängigkeit beobachtet (Porter 1980). Und bei einer Nachuntersuchung von insgesamt 11882 Fällen konnte nur in vier Fällen (0,03%) eine psychische Abhängigkeit, verbunden mit dem inneren Zwang zur weiteren Einnahme, beobachtet werden (Jick 1970, Babayan 1980)." (5, S. 151)

Bemerkenswert an der „großangelegten Studie ... (Porter 1980)" ist zunächst die Zitierweise. Im Literaturverzeichnis von Freye (und übrigens exakt so auch bei Flöter) lautet der Titel wie folgt:

Porter J, Jick H (1980): Addiction rate in patients treated with narcotics. N Engl J Med 302: 123 – 126

Tatsächlich aber heißt der Titel:

Porter J; Jick H: Addiction rare in patients treated with narcotics. N Engl J Med 1980 Jan 10; 302 (2): 123

Man mag eine Kritik an der „unscharfen" Zitierweise für böswillige Haarspalterei halten, aber dieser Fehler hat eine inhaltliche Bedeutung: im ersten Fall hält man diese Quelle für eine große, sicherlich multizentrische Studie, veröffentlicht in einer der führenden medizinischen Zeitschriften der Welt, im zweiten Fall aber eher für eine Meinungsäußerung in einer Diskussion. In der Tat handelt es sich um einen Leserbrief. Die ersten beiden von insgesamt fünf Sätzen, aus denen der Leserbrief besteht, lauten:

"Wir sahen die konsekutiv erhobenen Daten von 39946 hospitalisierten Patienten durch, um die Häufigkeit einer Narkotika-Abhängigkeit zu erfassen. Obwohl 11882 Patienten mindestens ein Narkotika-Präparat erhielten, fanden sich nur vier Fälle mit einer ausreichend gut dokumentierten (reasonably well documented) Sucht bei Patienten ohne anamnestische Angaben zu einer vorbestehenden Sucht (who had no history of addiction)." (Übers. durch Verf.)

Also:
1. Bei der Patientengruppe handelt es sich nicht um Patienten mit einer chronischen Opioidmedikation, sondern um Patienten, die mindestens eine Opioidgabe erhielten.
2. Bei Patienten mit bis dahin leerer Suchtanamnese wurden vier Abhängigkeiten ausreichend sicher erfaßt. Bei wievielen Patienten wurde eine Sucht zwar vermutet, konnte aber nicht eindeutig bewiesen werden? Wieviele „Umsteiger", Polytoxikomanien oder durch die Opioidgabe ausgelöste Rezidive gab es?
3. Die Daten beziehen sich auf einen stationären Aufenthalt. Wie lang war der Aufenthalt, d. h. die Beobachtungsphase? Wieviele Patienten wurden mit einer Opioidmedikation entlassen, so daß eine eventuelle Abhängigkeit erst später auffällig ge-

worden wäre? Und wäre bei einem eventuellen zweiten Aufenthalt eine inzwischen etablierte Sucht schon bekannt gewesen (dies wäre eine „history of addiction"), wäre sie dann erfaßt worden?
4. „Nachuntersuchung" heißt nicht, daß Patienten nachuntersucht wurden, sondern heißt, daß Unterlagen durchgesehen wurden („Recently, we examined our current files").

Mit Bedauern ist zu konstatieren, daß diese „groß angelegte Studie" als empirischer Beleg nicht ernsthaft infrage kommt. Mit den anderen beiden Literaturangaben verhält es sich noch schwieriger: die Quelle „Jick 1970" ist im Literaturverzeichnis nicht zu finden. Eine MEDLINE-Suche unter den Stichworten „Jick" und „1970" erbringt drei Arbeiten: eine über Haptoglobin, eine über den Ampicillin-Rash und die noch am ehesten infrage kommende (6). Es wird dort ein Monitoring-System zur Erfassung von Arzneimittelnebenwirkungen bei stationären Patienten vorgestellt, auf das sich auch Porter und Jick (7) beziehen, aber von Opioiden ist nicht explizit die Rede. Auch das Zitat „Babayan 1980" findet sich weder im Literaturverzeichnis noch in MEDLINE.

Weiter heißt es:

„Auch konnte bei Schmerzen nichtmaligner Natur eine psychische Abhängigkeit nicht nachgewiesen werden (Taub 1982, Portenoy 1986)." (5, S. 151)

Taub (8) berichtet retrospektiv über 313 mit Opioiden behandelte Patienten einer Schmerzklinik. Über die Methodik der Datenerhebung heißt es lediglich, daß sie „detailliert" gewesen sei; über demographische Angaben, Diagnosen, Beobachtungszeiten, drop outs o. ä. wird nichts mitgeteilt. Man fand bei 13 (4,2%) eine Abhängigkeit, was zwar wenig, aber doch eindeutig mehr als „nichts" ist, und rät abschließend zu einigen Vorsichtsmaßregeln bei der chronischen Applikation von Opioiden. Die Studie von Portenoy und Foley (9) ist eine retrospektive Darstellung des Behandlungsverlaufs von 38 Patienten. In beiden Arbeiten werden die eigentlichen Zielparameter (Abhängigkeit und Symptomkontrolle) nicht operational definiert. Es handelt sich von der methodischen Wertigkeit her eher um Erfahrungsberichte, die für alle Arten von bias offen sind. Die – nicht an dieser Stelle zitierte – Arbeit von Maruta (10) hingegen benutzt operationale Definitionen für Abusus und Abhängigkeit (modifiziert nach DSM III-, WHO- und Feighner-Kriterien) und kommt zu folgendem Ergebnis:

„Der Mißbrauch von verschriebenen Medikamenten ist ein erhebliches Problem bei Patienten mit chronischem Schmerz. In vielen Fällen können medizinische und chirurgische Anstrengungen weder die Ursache des Schmerzes aufdecken noch das subjektive Leiden lindern; und die Patienten bestehen oft auf der fortgeführten und gesteigerten Medikation. Von unseren 144 Patienten mißbrauchten 65% die Medikamente (Abusus 41%, Abhängigkeit 24%)." (Übers. durch Verf.)

Das ist so ziemlich das genaue Gegenteil der oben zitierten Aussage, und die im Flöter postulierte „Übereinstimmung unter Fachleuten" ist offenbar nicht ganz vollständig. Diese Arbeit wird zwar in ihrer Kernaussage nicht zur Kenntnis genommen, dafür aber als Beleg für die frappierende These vom höheren Suchtpotential schwach wirksamer Analgetika herangezogen:

„... der Mißbrauch von Analgetika mit nichtopioidartiger Struktur oder die Kombination eines schwachen Opioids mit einem peripheren Analgetikum [ist] bei Abhängigen häufiger anzutreffen als der Mißbrauch stark wirkender Morphinomimetika (Maruto [so im Original] 1979, Tennant 1983)." (5, S. 151)

Maruta et al. untersuchten Patienten mit chronischem Schmerz nichtmaligner Ursache. Bezüglich der mißbrauchten Medikamente teilen sie mit:

„Codein wurde am häufigsten mißbraucht. Oft wurde es in Mischpräparaten zusammen mit Acetaminophen oder Acetylsalizylsäure eingenommen, und in einigen dieser Fälle erklärten die Patienten, sie hätten gar nicht richtig wahrgenommen, daß sie Narkotica einnehmen würden." (10) (Übers. durch Verf.)

Es kann nicht verblüffen, daß bei chronischen Schmerzen schwach wirksame Analgetika sehr viel häufiger eingenommen und auch mißbraucht werden als stark wirkende Opioide. Es ist aber kein Grund erkennbar, daraus „grünes Licht" für Opioide abzuleiten.

Bei der Arbeit von Tennant (11) – dem zweiten „Beweis" für die Lehre von der relativen Harmlosigkeit starker Opioide – handelt es sich um eine Übersicht über die medizinischen und juristischen Voraussetzungen für eine Schmerztherapie mit Opioiden, ohne daß klinische Details des eigenen Patientenkollektivs dargestellt werden. Die einzige Passage, auf die die oben zitierte Aussage abheben könnte, lautet:

„Die häufigsten Fehler ... sind die Komedikation mit psychotropen Medikamenten und die Unterdosierung. ... Unserer Erfahrung nach verursachen Benzodiazepine und Sedativa/Hypnotika eine Tendenz zur übermäßigen Sedierung, behindern die Schmerzlinderung (interfere with pain relief) und werden vom opiattherapierten Patienten mißbraucht." (Übersetzung durch Verf.)

Man könnte diese Aussage vielleicht so interpretieren, daß Benzodiazepine ein hohes Suchtpotential haben, aber wie steht es denn nun mit der suchterzeugenden Wirkung schwacher Analgetika?

„Die schwächeren [Opioide] – Propoxyphen, Dihydrocodein, Pentacozin, Hydrocodon und Codein – sind vorzuziehen, da Abhängigkeit und Sucht weniger wahrscheinlich sind" (11) (Übers. durch Verf.)

Beim einfachen Nachlesen der angegebenen Literatur verkehrt sich also die These flugs in ihre Antithese. Im Übrigen schließen Tennant und Uelmen mit folgender Empfehlung:

Der Patient muß aufgeklärt werden über das Suchtpotential von Opioiden, und er muß aufgeklärt werden über die medizinischen und juristischen Konsequenzen einer solchen Sucht. Er sollte nicht nur detailliert über Entzugssymptome informiert werden, sondern auch darüber, daß es Hinweise (data) auf ein lebenslanges Anhalten der Sucht gibt." (11) (Übersetzung durch Verf.)

Von dieser Empfehlung findet sich kein Reflex in den untersuchten „rationalen und vorurteilsfreien" Lehrbüchern.

Von der imponierenden Anzahl von 16 Quellen, die in den beiden Kapiteln zur Opioidabhängigkeit zitiert werden, bleiben letztlich nur zwei Arbeiten übrig, die klinisch-empirisch Patientengruppen untersuchen und für die ein Abstract in MEDLINE verfügbar ist (9, 10). Die methodisch anspruchsvollere dieser beiden Studien belegt eine hohe Suchtgefahr (10). Keine einzige Arbeit prüft die Schmerztherapie mit oralen Opioiden in irgendeiner Weise kontrolliert; eine Forderung, die seit längerem im Raum steht (12).

Das Kapitel 20.5.2 „Sucht und Abhängigkeitsentwicklung bei chronischer Opioidgabe" (5, S. 151) ist im wesentlichen eine Übersetzung von Abschnitt 8 der Übersicht von Twycross (13). Allerdings ist bei Twycross der Inhalt des Leserbriefes von Porter und Jick (7) korrekt wiedergegeben, und die – ansonsten nahezu identische – Literaturliste weist die nicht auffindbaren Quellen „Babayan 1980" und „Jick 1970" (s.o.) nicht auf.

Zenz/Jurna: Lehrbuch der Schmerztherapie

Hier lautet der entscheidende Abschnitt wie folgt: *(Bei ausreichender und zeitkontingenter Dosierung kann sich) „eine psychische Abhängigkeit ... nicht entwickeln. In der Literatur ist diese Tatsache hinreichend belegt. In der größten Studie mit insgesamt 12000 Patienten (Porter u. Jick 1980) wurde unter kontinuierlicher [siehe vorn!] Opioidgabe bei nur 4 Patienten (=0,03%) eine psychische Abhängigkeit nachgewiesen. In anderen gut dokumentierten Untersuchungen ließ sich bei keinem Patienten eine psychische Abhängigkeit feststellen (Sorge et al. 1990, Ventafridda et al. 1987, Walsh 1984, Zenz et al. 1989, 1990). In einigen wenigen Arbeiten werden zwar höhere Abhängigkeitsraten genannt (Tennant et al. 1988, Wan Lu et al. 1988), die jedoch eindeutig auf Unterdosierungen, diskontinuierliche Opioidgabe oder auf eine unzureichende Differenzierung von psychischer und physischer Abhängigkeit zurückzuführen sind."* (14, S. 518f)

Die „größte Studie" von Porter und Jick (7) kennen wir schon. Sorge et al. (15) wie auch Ventafridda et al. (16) verlieren sowohl im Methoden- als auch im Ergebnisteil kein Wort über Abhängigkeit. Letztere berichten über die Morphintherapie bei 390 Patienten mit fortgeschrittenen Karzinomen, von denen nach 120 Tagen 69% verstorben waren – zur Frage der Abhängigkeit ist da wohl auch kaum eine Aussage möglich. Im Übersichtsreferat von Walsh (17) gibt es in dem Abschnitt über Toleranz und Abhängigkeit außer Dosierungsangaben über verabreichtes Morphin keine weiteren Zahlen, weder eigene noch fremde. 14 der 35 Tumorpatienten von Zenz (18) bedurften einer kontinuierlichen Dosissteigerung, die aber nicht als Zeichen einer Abhängigkeit gewertet wurde. In ihrer Arbeit von 1990 stellen Zenz et al. (19) retrospektiv die Ergebnisse der Therapie bei 70 Patienten im Zeitraum von Januar 1987 bis Mai 1989 dar. Es findet sich u. a. die Angabe, daß 12 von 50 mit Buprenorphin behandelten Patienten eine ansteigende Dosis benötigten. 1992 hingegen stellen Zenz et al. (20) die Ergebnisse bei 100 Patienten aus dem Zeitraum von Mai 1986 bis Mai 1990 vor. Es darf vermutet werden, daß es sich hierbei um dasselbe, lediglich erweiterte, Patientenkollektiv wie in (19) handelt. Von 57 BuprenorphinPatienten erfuhren aber nur noch 5 eine Dosissteigerung. Bei verlängerter Beobachtungszeit und erweitertem Patientenkollektiv ist also die Anzahl der Patienten mit ansteigender Buprenorphindosierung unter 50% gesunken. In beiden Veröffentlichungen ist der Anstieg der Dosis nicht explizit definiert.

Keine der zitierten Arbeiten ist kontrolliert, keine verwendet operationale Kriterien für Abhängigkeit, und alle bis auf eine (19) beziehen sich auf Tumorpatienten. Man kann geteilter Meinung sein, ob man unter diesen Umständen von „gut dokumentierten Untersuchungen" sprechen sollte.

Im Gegensatz zu den vorgenannten Büchern werden im „Zenz/Jurna" auch Arbeiten diskutiert, in denen eine hohe Abhängigkeitsrate ermittelt wurde. Ursache für eine hohe Abhängigkeit wären Unterdosierungen, diskontinuierliche Gabe oder mangelhafte Definition von Abhängigkeit.

Was ist eigentlich eine „eindeutige Unterdosierung"? Die angemessenen oralen Opioiddosen können extrem, um den Faktor 150, differieren (14, S. 284). „Unterdosierung" kann daher nicht an Absolut-Dosen gemessen werden, sondern allenfalls an fehlender Schmerzfreiheit bei noch fehlenden Intoxikationserscheinungen. Ein ungenügender schmerzlindernder Effekt oraler Opioide wird aber in einem gewissen Prozentsatz auch in denjenigen Studien, die keine Abhängigkeiten finden können, beobachtet. Dies ist auch ganz zwanglos erklärbar: Patienten, bei denen der langjährige Schmerz den zentralen Lebensinhalt bildet, können nicht einfach mit einem Medikament zur Schmerzfreiheit gebracht werden, da dies die Selbstdefinition und das gesamte soziale Beziehungsgefüge erschüttern würde. Inwiefern also festgelegt werden kann, in welcher Studie und bei welchem Patienten unterdosiert wurde, ist nicht ohne nähere Erläuterung deutlich.

Tennant et al. (21) behandelten 52 Patienten mit Schmerzen nichtmaligner Ursache. Bei mangelnder Wirksamkeit erhöhten sie zunächst einfach die Dosis, führten dann verschiedene Präparatewechsel und Komedikationen durch und erreichten eine „adäquate Schmerzkontrolle" bei 46 Patienten (88,5%). Die üblichen (usual) täglichen Dosen waren für Codein 240 – 1080 mg, Methadon 10 – 240 mg, Oxycodon 15 – 80 mg, Morphin 60 mg; Maximaldosen wurden nicht mitgeteilt. Warum diese Dosen bei einem so durchschlagenden therapeutischen Effekt als zu gering zu gelten haben, bleibt offen. Eine physische Abhängigkeit bestand bei allen Patienten. Über Dosierungsintervalle wird nichts gesagt.

Die Arbeit von Wan Lu, die lediglich in einem Kongressband erschienen ist, war über den Fernleihverkehr der wissenschaftlichen Bibliotheken der Bundesrepublik nicht ermittelbar. Auch der Literaturdienst eines großen pharmazeutischen Unternehmens war dazu nicht in der Lage.

Weder fand sich also in der angeführten Literatur ein Indiz dafür, daß die Studien mit hohen Abhängigkeitsraten tatsächlich unterdosiert oder diskontinuierlich dosiert hätten, noch daß dies der Grund für die hohen Abhängigkeitsraten sei.

Es ist sehr plausibel, daß unterschiedliche Begriffsbestimmungen von Abhängigkeit zu unterschiedlichen Inzidenzen führen. Allerdings kann nicht einfach dekretiert werden, daß andere sozusagen nur die ungeeignete Definition verwenden. Die oben dargestellte Studie von Maruta et al. jedenfalls benutzt eine klare, operationalisierte Definition basierend auf dem DSM-III, einem Diagnosesystem, welches die psychiatrische Klassifikation revolutioniert hat und dessen Grundlagen sich inzwischen weltweit durchgesetzt haben. In nahezu allen anderen zitierten Arbeiten hingegen wird die Abhängigkeit nicht operational definiert. Die Kritik an den Studien, die eine hohe Suchtgefahr belegen, kann also letztlich nicht überzeugen.

Zusammenfassung
Die Bücher von Flöter und von Striebel entziehen sich in der Frage der Opioidabhängigkeit einer wissenschaftlichen Diskussion. Bei Freye werden die Quellen zum Teil entstellt wiedergegeben. Die Datenbasis für die im Zenz dargelegten Schlußfolgerungen erweist sich als brüchiger, als es zunächst den Anschein hat.

Die unisono aufgestellte These, eine chronische Opioidgabe führe bei Schmerzpatienten zu keiner Abhängigkeit, kann sich offenbar bisher noch nicht auf überzeugende empirische Belege stützen. Dies wird auch international gelegentlich so gesehen (22). Eine Schmerzkonferenz in New York im Januar 1998 stellte fest, daß es keine prospektiven, gut kontrollierten, längerfristigen (mehr als 6 Monate) Studien zur iatrogenen Opioidabhängigkeit beim chronischen Schmerz gibt (23).

Schlußfolgerungen
Man schätzt, daß etwa 90% der Patienten den Arzt ausschließlich oder unter anderem wegen Schmerzen aufsuchen (11). Die Schmerzbehandlung ist also eine der vornehmsten Aufgaben eines jeden Arztes, nicht nur des subspezialisierten und mit den Details des aktuellen wissenschaftlichen Kenntnisstandes vertrauten Schmerztherapeuten. Der mit der Patientenversorgung ausgelastete praktisch tätige Arzt wird nur im Ausnahmefall die Zeit aufbringen können, die Literaturangaben einer Übersichtsarbeit komplett nachzurecherchieren. Es ist deshalb zu fordern, daß Lehrmaterialien den tatsächlichen Stand der wissenschaftlichen Diskussion reflektieren. Es kann und soll keinesfalls bestritten werden, daß der zunehmend indikationsgerechtere Einsatz von Opioidanalgetika, der das Verdienst auch der zitierten Autoren ist, zu einer Verbesserung der Versorgung von Patienten mit chronischen Schmerzsyndromen, insbesondere bei Tumorpatienten, geführt hat. Bei Patienten mit Schmerzen ohne Tumordiagnose sind aber aus mehreren Gründen strengere Maßstäbe bezüglich der Suchtfreiheit zu anzulegen:
- Die Prognose quoad vitam wird in der Regel besser als beim Krebspatienten sein, und damit verlängert sich auch die Dauer einer Therapie und möglichen Sucht.
- Insbesondere in der Terminalphase eines Krebsleidens dürfte die Behinderung infolge der Krankheit größer sein als bei Patienten mit z. B. Rückenschmerzen. Damit ist auch die Gefahr zusätzlicher sozialer Auswirkungen einer Sucht (Fahrtauglichkeit!) bei Nicht-Tumorschmerzen höher.
- Es muß, zumindest bis zum Beweis des Gegenteils, angenommen werden, daß psychosomatische Aspekte in Entstehung und Chronifizierung von Schmerzen nicht-maligner Ursache eine größere Rolle spielen als beim Krebsschmerz. Der sichere Ausschluß psychogener Schmerzursachen, wie er gefordert wird (20), dürfte in praxi nicht immer einfach sein. Für vorwiegend psychogene Schmerzen sind Opioide vermutlich keine angemessene Therapie.

Insgesamt ist also bei einer Opioidtherapie weiterhin der erwartete Nutzen gegen das Risiko und mögliche Auswirkungen einer Suchtentwicklung abzuwägen. Dies gilt besonders, wenn ein überzeugendes morphologisches Substrat für die Schmerzen nicht aufgedeckt werden kann und somit per exclusionem die Möglichkeit einer vorwiegend psychoreaktiven Genese höher ist.

Die erwähnte Stellungnahme von Tennant und Uelmen bezüglich der nötigen Aufklärung hat also offenbar nicht an Aktualität verloren.

Wie gezeigt, kann gelegentlich der alleinige Bezug auf die „Lehrmeinung" fehlgehen, wenn es um die Bewertung ärztlicher Interventionen geht. Genauso bietet die bloße Rechtfertigung einer medizinischen Maßnahme durch wie auch immer geartete und durch wen auch immer verantwortete Leitlinien, Guidelines, Konsensuskonferenzen o. ä. keinen absoluten Schutz vor Fehlleistungen. Es ist nicht schwierig, hierfür weitere Illustrationen in der aktuellen medizinischen Literatur aufzufinden:

- Kritik an der Synkopendiagnostik mittels Kipptischdiagnostik (24, 25) wurde mit der Bemerkung „abgebürstet", es handele sich bei dieser Kritik um „eine extreme Position weit entfernt von dem üblichen Tenor der Weltliteratur" (26). Inzwischen wurde überzeugend gezeigt, daß wegen des hohen Anteils pathologischer Befunde bei gesunden Probanden „der Stellenwert des Kipptischtests in der Diagnostik autonomer Funktionsstörungen insgesamt in Frage gestellt werden" muß (27).
- Die Veröffentlichung von Richtlinien ohne hinreichenden empirischen Beleg ist kein alleiniges Privileg der unmittelbar am Patienten tätigen Fächer: „Die Empfehlungen der Vereinigung der Hygienefachkräfte der Bundesrepublik Deutschland, des Deutschsprachigen Arbeitskreises für Krankenhaushygiene und der Deutschen Gesellschaft für Krankenhaushygiene e.V. sind kaum evidenzbasiert. Die meisten dieser Empfehlungen werden ohne Literaturstelle publiziert." (28)

Je mehr eine Richtlinie Tatsachen berücksichtigt, die in klinischen Studien mit adäquater Methodik festgestellt wurden, um so geringer ist die Gefahr, daß es sich um eine bloße Meinungsäußerung der versammelten Adepten einer medizinischen Maßnahme handelt, die faktisch nur den Rang einer „Binnenanerkennung" beanspruchen kann. In gleicher Weise sollte sich letztlich auch der Wert einer „Lehrmeinung" für etwaige juristische Auseinandersetzungen qualifizieren lassen. Der reine Autoritätsbeweis wird immer verdächtig bleiben.

Anmerkung: Die Arbeit stellt eine überarbeitete Fassung des Artikels: M. Mindach: Keine Opioidabhängigkeit bei Schmerzpatienten? Fragen eines lesenden Arztes. Schmerz 2000: 14; 186 – 191 dar.

Literatur

1 Flöter T (Hg.) (1998) Grundlagen der Schmerztherapie. Curriculum Spezielle Schmerztherapie des SCHMERZtherapeutischen Kolloquiums e.V. nach dem Kursbuch der Bundesärztekammer. Urban und Vogel, München

2 Striebel H (1999) Therapie chronischer Schmerzen. Ein praktischer Leitfaden. Schattauer, Stuttgart

3 Twycross RG (1982) Ethical and clinical aspects of pain treatment in cancer patients. Acta anaesth scand Suppl 74: 83 – 90
4 Hunt JM, Stollar TD, Littlejohns DW, Twycross RG, Vere DW (1977) Patients with protracted pain: A survey conducted at The London Hospital. J medical ethics 3: 61 – 73
5 Freye E (1999) Opioide in der Medizin. Wirkung und Einsatzgebiete zentraler Analgetika. Springer, Berlin Heidelberg New York
6 Jick H, Miettinen OS, Shapiro S, Lewis GP, Siskind V, Slone D (1970) Comprehensive drug surveillance. J Am Med Assoc 213: 1455 – 1460
7 Porter J, Jick H (1980) Addiction rare in patients treated with narcotics [letter] N Engl J Med 302: 123
8 Taub A (1982) Opioid analgesics in the treatment of chronic intractable pain of non-neoplastic origin. in: Kitahata LM, Collins J (Eds.) Narcotic analgesics in anaesthesiology. Williams & Wilkins, Baltimore, S. 199 – 208
9 Portenoy RK, Foley KM (1986) Chronic use of opioid analgesics in non-malignant pain: report of 38 cases. Pain. 25: 171 – 86
10 Maruta T, Swanson DW, Finlayson RE (1979) Drug abuse and dependency in patients with chronic pain. Mayo Clin Proc 54: 241 – 244
11 Tennant FS, Uelmen GF (1983) Narcotic maintenance for chronic pain. Medical and legal guidelines. Postgrad Med 73: 81 – 94
12 Hackenthal E (1988) Kommentar zur Arbeit von Portenoy und Foley. Schmerz 2: 48 – 50
13 Twycross RG (1988) Opioid analgesics in cancer pain: current practice and controversies. Cancer Surveys 7: 29 – 53
14 Zenz M, Jurna T (Hg.) (1993) Lehrbuch der Schmerztherapie. Grundlagen, Theorie und Praxis für Aus- und Weiterbildung. Wissenschaftliche Verlagsgesellschaft Stuttgart
15 Sorge J, Lehmkuhl C, Lohse K, Herrmann H, Pichlmayr I (1990) Langzeittherapie von Tumorschmerzen mit Morphin-retard-Tabletten. Med Klin 85: 523 – 528
16 Ventafridda V, Oliveri E, Caraceni A, Spoldi E, De Conno F, Saita L, Ripamonti C (1987) A retrospective study on the use of oral morphine in cancer pain. J Pain Symptom Manage 2: 77 – 81
17 Walsh TD (1984) Oral morphine in chronic cancer pain. Pain 18: 1 – 11
18 Zenz M, Strumpf M, Tryba M, Röhrs E, Steffmann B (1989) Retardiertes Morphin zur Langzeittherapie schwerer Tumorschmerzen. Dtsch Med Wschr 114: 43 – 47
19 Zenz M, Strumpf M, Willweber-Strumpf A (1990) Orale Opiattherapie bei Patienten mit „nichtmalignen" Schmerzen. Schmerz 4: 14 – 21
20 Zenz M, Strumpf M, Tryba M (1992) Long-term oral opioid therapy in patients with chronic nonmalignant pain. J Pain Symptom Manage 7: 69 – 77
21 Tennant F, Robinson D, Sagherian A, Seecof R (1988) Chronic opioid treatment of intractable, nonmalignant pain. NIDA Research Monograph 81: 174 – 180
22 Portenoy RK (1996) Opioid therapy for chronic nonmalignant pain: a review of the critical issues. J Pain Symptom Manage 11: 203 – 217

23 Kanner R (1998): Opioids for chronic pain: the issue is efficacy, not addiction. Neurology Network Commentary 2: 175 – 179
24 Landau WM, DA Nelson (1996): Clinical Neuromythology XV. Feinting science: Neuro-cardiogenic syncope and collateral vasovagal confusion. Neurology 46: 609 – 618
25 Mindach M (1999): Kipptisch-Test zur Diagnostik vasovagaler Synkopen: Einige Unklarheiten. Dt Ärztebl 96: 3109 – 3110
26 Hust H, F Heck, W Keim (1999): Kipptisch-Test zur Diagnostik vasovagaler Synkopen: Schlußwort. Dt Ärztebl 96: 3112
27 Edinger E, WH Jost, A Haaß (2000): Eignet sich der Kipptischversuch zur Objektivierung autonomer Funktionsstörungen? Nervenheilkunde 19: 546 – 551
28 Daschner F: Krankenhaushygiene (2000): Forschungsbedarf. Dt Ärztebl 97: 3398

Was ist ein „Schmerzgutachten"?
Therapieempfehlungen, Verfügbarkeit von Therapieeinrichtungen, Behandlungsfehler als Folgeschaden
Norbert Erlinghagen

Erhält man als Jurist aus dem Bereich der gesetzlichen Unfallversicherung den Auftrag, vor Fachärzten und Gutachtern einen Vortrag über die Frage zu halten, was ein „Schmerzgutachten" sei, ist allein die Frage geeignet, den Gegenstand eines solchen Gutachtens zu empfinden – Schmerz! Nicht allein, dass Schmerz für Juristen rechtlich allgemein ein schwer fassbares und einzuordnendes Phänomen darstellt, man ist geneigt anzunehmen, diese Frage sollte eher von medizinischer Seite aus geklärt werden. Es bleibt also nur, unter unfallversicherungsrechtlicher Sicht die Erwartungshaltung des Auftraggebers an den Gutachter zu schildern und zu klären, ob es das „Schmerzgutachten" als solches überhaupt gibt, ob und wann ein solches benötigt wird.

Sprachliche Interpretation des Begriffs „Schmerzgutachten"
Schon der Begriff „Schmerzgutachten" erscheint aus Sicht der berufsgenossenschaftlichen Verwaltung unscharf und untypisch. Vordergründig deutet er an, es handele sich um ein Gutachten, welches schlechthin den Schmerz zum Gegenstand hat. Diese Vorgehensweise, das Gutachten nach dem zu beschreibenden Symptom zu benennen, ist

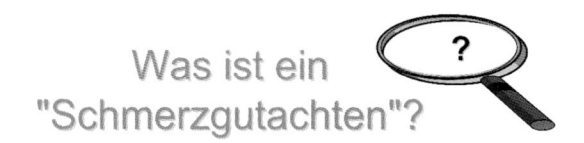

Was ist ein "Schmerzgutachten"?

Begriff erscheint untypisch und unscharf, denn er

- **orientiert sich nicht am Fachgebiet, auf dem es erstattet wird**

- **orientiert sich nicht am Zweck, für den es erstattet wird**

Ass. Norbert Erlinghagen

> **Was ist ein "Schmerzgutachten"?**
>
> **Bezeichnung erscheint suggestiv:**
>
> - besondere Autoren?   evtl.   Ja
> - besondere Adressaten?   Nein
> - besonderer Gegenstand? evtl.   Ja
> - besondere Regeln?   Nein
> - besondere Methoden?   evtl.   Ja
>
> Ass. Norbert Erlinghagen

unüblich. Aus gutem Grund bezeichnet der Titel eines Gutachtens entweder das Fachgebiet, auf dem es erstattet wird, also z. B. „Unfallchirurgisches Gutachten", „Fachinternistisches Gutachten" oder „Neurologisch-psychiatrisches Gutachten" und qualifiziert so die Fachkenntnis, die dem Gutachten zugrunde liegt oder aber der Titel bezeichnet den Zweck und den Anlass, zu dem es erstattet wird, wie z. B. „Erstes Rentengutachten", „Zusammenhangsgutachten", „Zusatzgutachten auf … Fachgebiet" oder „Gutachten zur Feststellung einer Rente auf unbestimmte Zeit". Ein Abweichen von diesen Gepflogenheiten scheint demnach zu suggerieren, es handele sich bei dem „Schmerzgutachten" um etwas Besonderes, vom gewöhnlichen Gutachtenumfeld Abgehobenes. Was würde diese Besonderheit aber ausmachen?

Gibt es besondere Adressaten?
Als Adressaten kommen grundsätzlich nur die gleichen Auftraggeber in Betracht, die sich auch sonst der medizinischen Fachkunde für ihre Zwecke bedienen. Dies sind die Sozialversicherungsträger, besonders die Unfallversicherungsträger und die Träger der gesetzlichen Rentenversicherung, ferner die privaten Versicherungen, besonders aus dem Bereich der Haftpflicht und der Unfallversicherung und nicht zuletzt die Gerichte der verschiedenen Fachrichtungen, vom Zivilgericht über die Sozialgerichte bis gelegentlich vielleicht auch einmal hin zum Strafrichter. Alle diese Auftraggeber benötigen die fachmedizinischen Feststellungen und gutachterlichen Rat bei Schmerzproblemen wie in allen anderen Fällen, um auf jeweils ihrem speziellen Rechtsgebiet rechtliche Schlüsse ziehen zu können. Hier liegen also keine Besonderheiten.

Gibt es für „Schmerzgutachten" besondere Regeln?

Die o.a. Rechtsgebiete kennen in der Regel für den Bereich des Schmerzes keine Sonderbestimmungen. Es gelten die gleichen Maßstäbe für die Begutachtung wie auf allen anderen Fachgebieten. Zwar kennt das Zivilrecht auch den Schadensersatz für den Schmerz als immateriellen Schaden (vgl. § 847 Abs. 1 BGB), gleichwohl richtet sich die Feststellung der dem Schmerzensgeld zugrundeliegenden Schäden nach den allgemeinen Begutachtungsregeln.

Gibt es für „Schmerzgutachten" besondere Autoren?

Schmerz als Symptom (ausweislich Pschyrembel, Medizinisches Wörterbuch = gr. Begleiterscheinung) dürfte bei üblicher Betrachtungsweise zunächst dem medizinischen Fachgebiet zur Beurteilung zuzuordnen sein, auf dessen Gebiet der Körperschaden zu beurteilen ist, den der Schmerz „begleitet". In der Regel sind dies die (Unfall-)Chirurgie, die Orthopädie, die innere Medizin usw., also die klassischen Begutachtungsfächer. Fällt die Schmerzempfindung allerdings mit Schädigungen der Nerven oder des Zentralnervensystems selbst zusammen, gehört dessen Beurteilung sicher in den Bereich der Neurologie. In den letzten Jahren scheint sich die Schmerzproblematik jedoch wissenschaftlich und therapeutisch zusehends zu verselbständigen und „neue" Fächer zu beschäftigen. Hier kommen als Spezialgebiete die Anästhesie ebenso in Betracht wie die Psychiatrie. Ob im konkreten Fall diese besonderen Kenntnisse und Erkenntnisse ergänzend in die Begutachtung eingebunden werden müssen, sollte seitens des mit der Feststellung der Unfallfolgen beauftragten „Hauptgutachters" sorgfältig geprüft werden. In Sinne solcher Zusatzgutachten ist ein „Schmerzgutachten" im Hinblick auf das besondere Fachgebiet des Zusatzgutachters als Gutachten besonderer Art durchaus denkbar.

Gibt es für „Schmerzgutachten" besondere Methoden?

Diese Frage ist für den Juristen nicht sicher zu beantworten. Im Rahmen der klassischen Begutachtung finden die dort üblichen Methoden auch im Hinblick auf den Schmerz Anwendung. Soweit ein „Schmerzgutachten" im o.a. Sinne als Zusatzgutachten auf besonderem Fachgebiet erstattet wird, sind die dort wissenschaftlich anerkannten „Werkzeuge" zur Befunderhebung auch heranzuziehen und zur Verifizierung der Schmerzempfindung bzw. deren Wirkung auf den Patienten einzusetzen. Da sich diese insbesondere in der psychiatrischen/psychologischen Begutachtung von den klassischen körperlichen Untersuchungsmethoden der übrigen Fächer deutlich unterscheiden und diese Werkzeuge auch gerade im Hinblick auf die Schmerzbegutachtung besonders zugeschnitten werden, machen diese Methoden evtl. ein Gutachten zum „Schmerzgutachten".

Was ist also ein „Schmerzgutachten"?

Letztlich bleibt bei aller Besonderheit des Themas „Schmerz" festzuhalten: Ein „Schmerzgutachten" ist ein Zusammenhangs-/Renten(zusatz)gutachten auf neurologisch-psychia-

> **Was ist ein "Schmerzgutachten"?**
>
> **Ein "Schmerzgutachten" ist demnach:**
>
> - **ein** Zusammenhangs- / Renten**gutachten**
>
> - **ein** neurologisch / psychiatrisches **oder evtl. ein** anästhesiologisches Zusatz**gutachten**
>
> Ass. Norbert Erlinghagen

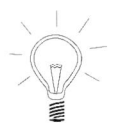

trischem oder evtl. anästhesiologischem Fachgebiet, das sich an den allgemeinen Vorgaben des Rechtsgebietes zu orientieren hat, für das es erstattet wird und welches nicht losgelöst von den klassischen Begutachtungregeln erstattet werden kann.

Wann wird ein solches Gutachten benötigt?
In der Regel nicht! Kaum ein Körperschaden durch einen Unfall geht ohne begleitende Schmerzen ab. Das gilt auch für eine Vielzahl von Begutachtungsfällen, bei denen nach dem Heilverfahren verbleibende Schäden nahezu regelhaft auch mit Schmerzempfindungen vergesellschaftet sind, z. B. bei noch bestehender Minderbelastbarkeit des Knochens nach Brüchen, Arthrosen oder Stumpfbeschwerden.

In diesen Fällen sind Beschwerden durch den Hauptgutachter im Rahmen z. B. seiner chirurgischen Kompetenz zu beschreiben und zu bewerten, soweit sie sich plausibel aus den Befunden seines Fachgebietes erklären und in ihnen spiegeln. Solche Beschwerden sind auch in den üblichen Eckwerten für die Beurteilung der Minderung der Erwerbsfähigkeit berücksichtigt.

In besonderen Fällen jedoch, in denen der geschilderte Schmerz „das normale Maß" übersteigt, sich sozusagen zu verselbständigen scheint und einen eigenen Wert durch Veränderung des Patienten über das vordergründige Verletzungsbild hinaus gewinnt, bedarf es der fachlich erfahrenen besonderen Exploration und Erörterung des Phänomens. Die „Indikation" für ein solches Gutachten ist wegen der besonderen Wirkung auf den betroffenen Patienten aber sehr sorgfältig zu stellen. Die Ausnahme ist hier also die Regel!

Wie ist der Schmerz in unfallversicherungsrechtlicher Hinsicht einzuordnen?

Zunächst ist daran zu erinnern, dass es bei jeder Begutachtung Aufgabe des medizinischen Sachverständigen ist, den auf einer äußeren Einwirkung beruhenden Erstkörperschaden und eventuell vorliegende Folgeschäden zu objektivieren. Die festgestellten Schäden müssen mit dem sogenannten Vollbeweis, d. h. derart bewiesen sein, dass an deren Vorliegen kein vernünftiger Zweifel besteht. Für den Kausalzusammenhang zwischen der äußeren Einwirkung und dem Erstschaden sowie zwischen dem Erstschaden und dem evtl. vorliegenden Folgeschaden reicht im Recht der gesetzlichen Unfallversicherung die sogenannte hinreichende Wahrscheinlichkeit, d. h. es muss bei Abwägung der Umstände des Einzelfalls mehr für als gegen den Ursachenzusammenhang sprechen, ohne dass die volle Gewißheit notwendig wäre.

Während die Objektivierung körperlicher Funktionseinschränkungen als Folgeschäden in Form von z. B. Bewegungs-, Umfangs- und Längenmaßen in der Regel ohne Schwierigkeiten gelingt, ist dies für den Schmerz mangels objektiver Messmethoden nicht möglich. Da im Recht der gesetzlichen Unfallversicherung immer auf die Funktionseinschränkung als Maß für die Minderung der Erwerbsfähigkeit abgestellt wird, ist aber die Objektivierung von Schmerz in der Regel auch gar nicht notwendig. Bei der Begutachtung übernimmt die Schmerzschilderung des Patienten nämlich eine Art Kompassfunktion. Der Schmerz ist der Wegweiser zum strukturellen Schaden, dessen Folgen für die Funktionsfähigkeit letztlich bewertet wird. Der Schmerz ist also grundsätzlich nicht Gegenstand der Begutachtung; er hat in der Regel keine eigenständige Bedeutung für

Wann wird ein besonderes "Schmerz-"gutachten benötigt ?

• In der Regel:

Nicht !!!

Ass. Norbert Erlinghagen

Der "Arbeitsunfallzug"

Ursachenzusammenhang

- Versicherte Person
- Versicherte Tätigkeit
- Äußere Einwirkung
- Erstschaden
- Folgesch.
- Schmerz?

Ass. Norbert Erlinghagen

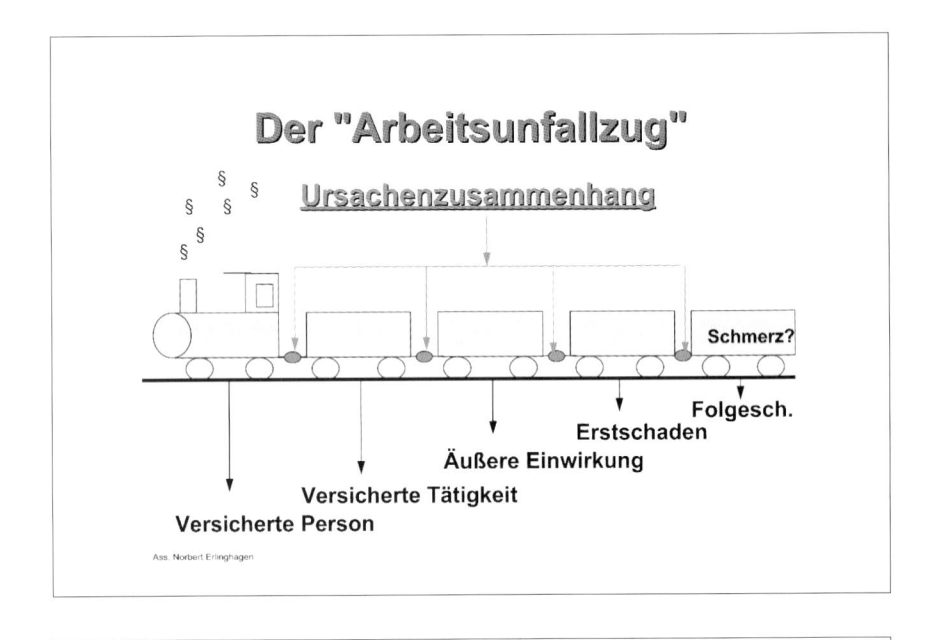

Schmerz:

Regelfall:

- Schmerz als Wegweiser zum strukturellen Schaden / Befund

- damit keine eigenständige Bedeutung

- keine eigene MdE-Relevanz

Ass. Norbert Erlinghagen

---

die Entschädigung und fließt in die MdE-Schätzung grundsätzlich nicht mit ein. Schmerzschilderungen müssen gleichwohl in jedem Fall dokumentiert werden, da sie für den Be-

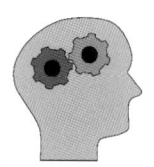

> **Schmerz:**
>
> **Ausnahme:**
>
> **Schmerz als** eigenständiges **Geschehen**
>
> **mit** kausalem **Zusammenhang und**
>
> psychischen **Auswirkungen**
>
> **auf die Erwerbsfähigkeit** ⇩
>
> **Ergänzendes Gutachten !**
>
> _{Ass. Norbert Erlinghagen}

gutachtungsweg von großer Bedeutung sind. Auch wenn sie selbst regelmäßig nicht in die Beurteilung einfließen dürfen – sie nicht ernst zu nehmen wäre ein kapitaler Fehler!

Anders kann die Sachlage in der Bewertung allerdings sein, wenn der Schmerz für den Versicherten so in den Vordergrund rückt, dass er seinerseits als eigenständiges Geschehen Rückwirkungen auf die körperliche Leistungsfähigkeit entfaltet. Auch in diesen Fällen ist der Schmerz selbst zunächst nicht zu objektivieren. An die Stelle der „Messung" tritt hier aber in einem ersten Schritt die Prüfung der naturwissenschaftlichen Plausibilität der Entstehung von Schmerzen, die sich u. a. an deren Lokalisierung – auch bezüglich des Erstschadens –, der Art des Schmerzes und der zeitlichen Entwicklung in Bezug auf das Unfallereignis orientiert. Auch wenn der Schmerz selbst sich der Bewertung weitgehend entzieht – an seinen „Früchten" wird man ihn doch erkennen! Führt ein länger andauernder Schmerz zur Schonung einer Extremität, die sich durch die sonstigen physischen Gegebenheiten nicht erklären läßt, und hat dies wiederum z. B. die Atrophie der Muskulatur oder Gelenkeinsteifungen zur Folge, ist dieser Schaden objektivierbar. Ob die Schonhaltung dann tatsächlich Folge des Unfallgeschehens ist oder andere Ursachen haben kann, wäre sorgfältig abzuklären und abzuwägen. Noch schwieriger sind mittelbare Folgen des Schmerzes in ihrer Auswirkung auf die Psyche und die Persönlichkeit des Versicherten zu bewerten. Für die Beurteilung solcher Schäden sind Gutachter auf dem Gebiet der Psychiatrie und evtl. ergänzend der Psychologie heranzuziehen. Auch auf diesen Gebieten unterliegt der Schmerz aber in der Wertung nicht dem freien Spiel der Meinungen, sondern vielmehr gelten auch hier die von der Rechtsprechung entwickelten Grundsätze für die Anerkennung psychischer Schäden als Unfallfolgen.

"Ursachenmix"
abwägen !!!
Anlage   Vorschaden
private Unfälle
neuer Arbeitsunfall
früherer Arbeitsunfall

Ass. Norbert Erlinghagen

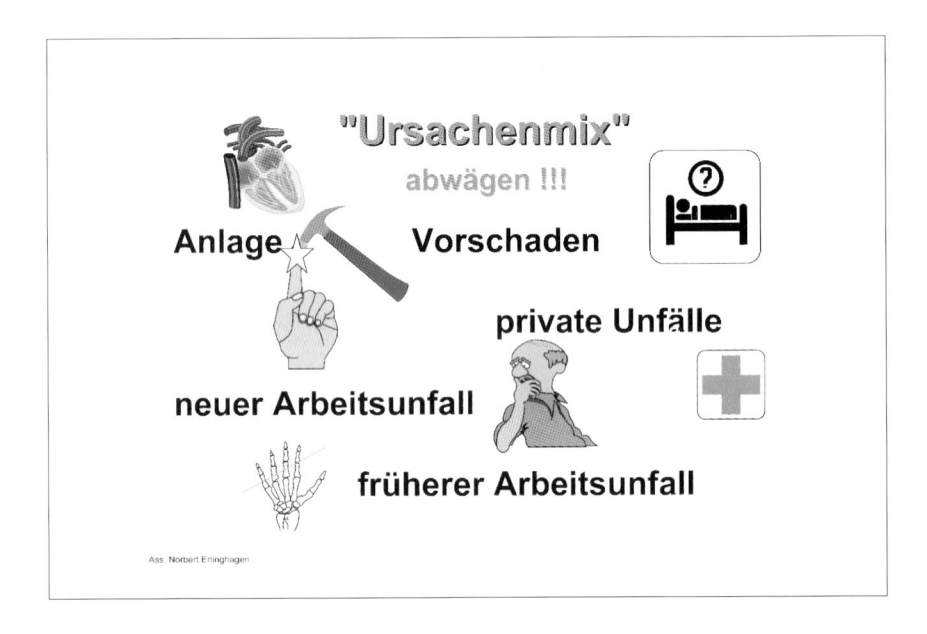

Wesentliches Element dieser Prüfung wird es sein, den „Ursachenmix" gegeneinander abzuwägen, auf dem psychische Veränderungen beruhen können. Ob persönliche Anlage, Vorschaden oder frühere Arbeitsunfälle, private Unfälle oder begleitende Lebensumstände – nur solche Persönlichkeitsveränderungen oder geistige Leistungsverminderungen können als Schaden anerkannt werden, die auf dem besonderen zu beurteilenden Ereignis beruhen und durch dieses wenigstens rechtlich wesentlich mitverursacht worden sind. Wegen der besonderen Probleme dieser Abwägung wird dies nur besonders erfahrenen und mit dem Recht der gesetzlichen Unfallversicherung besonders vertrauten Gutachtern zutreffend gelingen.

Schmerz schreit nach Therapie – nicht nach Geld!
Die bisher dargestellten rechtlichen Überlegungen könnten den Schluss nahelegen, es werde dem Schmerz in seiner Bedeutung für den Mitmenschen seitens des Juristen nicht in angemessener Weise Rechnung getragen. Schmerz nicht ernst zu nehmen wäre aber nicht nur zynisch, sondern würde auch den gesetzlichen Intentionen des SGB VII nicht gerecht. Hier gilt aber: Reha vor Rente! Nicht den Schmerz durch Geld zu stillen ist die vornehmste Aufgabe der gesetzlichen Unfallversicherung, sondern mit allen geeigneten Mitteln nach Eintritt von Arbeitsunfällen oder Berufskrankheiten die Gesundheit und die Leistungsfähigkeit der Versicherten wiederherzustellen (§ 1 SGB VII), genauer, mit allen geeigneten Mitteln möglichst frühzeitig den durch den Versicherungsfall verursachten Gesundheitsschaden zu beseitigen oder zu bessern, seine Verschlimmerung zu verhüten und seine Folgen zu mildern (§ 26 Abs. 2 Nr. 1 SGB VII). Aus diesem Ansatz heraus und aus

Schmerz

schreit

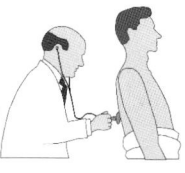

nach Therapie

(nicht nach Geld)

!!!

(Oder: Reha vor Rente!!!)

Ass. Norbert Erlinghagen

Schmerztherapie: Wünsche aus der Verwaltungspraxis 1

- Frühzeitiger Ansatz während der laufenden Rehabilitation
- Zielgerichtete Beobachtung des Patienten, Schmerzäußerungen nicht übergehen, Patienten einbinden
- interdisziplinäres Management (keine Schmerztherapie losgelöst von sonstiger Behandlung)

Ass. Norbert Erlinghagen

der Erfahrung einer Vielzahl von Fällen – erfolgreichen ebenso wie fehlgeschlagenen Heilverfahren und -verläufen – ergeben sich Wünsche aus der Sicht einer berufsgenossenschaftlichen Verwaltung an die Rehabilitationspraxis, besonders die Schmerztherapie:

Im Mittelpunkt der Therapie steht der Patient. Folgerichtig sollte eine zielgerichtete, auf Schmerzentwicklung achtende Beobachtung des Patienten am Anfang der Bemühungen stehen. Äußert der Patient Schmerzen, sollten solche Äußerungen nicht übergangen, sondern therapeutisch aufgegriffen werden. In die Diskussion um die Schmerzbekämpfung und -bewältigung wird der Patient aktiv eingebunden werden, um diesen nicht zum Objekt der Bemühungen, sondern zum Partner zu machen. In ein früh geführtes und zugewandtes Gespräch investierte Zeit trägt im weiteren Verlauf Früchte. Ist regelhaft mit dem Auftreten von Schmerzen zu rechnen, sollte die entsprechend konsequente Therapie frühzeitig ansetzen. Hierzu gehört auch, bei besonders belastenden Unfällen und solchen, die der Versicherte auch nur so empfindet, eine frühe psychotherapeutische Begleitung unter evtl. Einbindung der engsten Angehörigen anzustreben. Schmerztherapie kann nicht losgelöst von der sonstigen Behandlung erfolgen. Ein interdisziplinäres Management im Heilverfahren unter Einbindung von Schmerztherapeuten wäre hilfreich und würde besonders in stationären Heilverfahren qualitätssichernd wirken.

Wünschenswert erscheint auch, eine ausreichende Anzahl über die Landesverbände der gewerblichen Berufsgenossenschaften „zugelassene" Therapeuten mit besonderen Kenntnissen bei der Beherrschung traumatischer Erlebnisse und Schmerzen im stationären wie im ambulanten Bereich zu gewinnen. Sie sollten auch in der Lage sein, frühzeitig nach entsprechender Exploration des Patienten eine Aussage über die Kausalitätsfrage zu einem Zeitpunkt zu machen, zu dem evtl. Rentenbegehren noch keine Rolle spielen. Frühzeitige Klarheit vermeidet so späteren Streit. Ist die Kausalität gegeben, soll-

Schmerztherapie: Wünsche 2

- **Kausales Denken**
- **frühe psychotherapeutische Begleitung** (evtl. unter Einbindung der Angehörigen)
- **"zugelassene" Therapeuten mit begleitender Qualitätssicherung**
- **frühe Information des UV-Trägers**
- **Keine Aussagen zu MdE im Gutachten, solange Therapie noch nicht "ausgereizt"** (sonst "lohnt" sich Therapie f. Pat. nicht)

Ass. Norbert Erlinghagen

ten diese auch als „Lotsen" für ein unter begleitender Qualitätssicherung ablaufendes spezielles Heilverfahren fungieren, das Spätschäden vermeiden hilft. Schließlich sollte eine frühe Information des Unfallversicherungsträgers über Schmerzzustände oder Fehlverarbeitungen des Unfallgeschehens erfolgen, um diesem Gelegenheit zur Koordination des Heilverfahrens und zur Einschaltung von Spezialisten zu geben.

Schließlich stellt es auch eine therapeutische Maßnahme dar, in Gutachten noch keine MdE-Empfehlung abzugeben, solange der Patient noch nicht als „austherapiert" angesehen werden kann. Ein guter Vorschlag zum therapeutischen Vorgehen wird nur dann Erfolg zeigen, wenn der Patient an einer solchen Maßnahme auch mitwirkt. Verliert er durch den Therapieerfolg einen evtl. Rentenanspruch, „lohnt" sich die Mitwirkung nicht.

Behandlungsfehler

Einen „Goldstandard" zum Umgang mit Schmerzen kann der Jurist eines gesetzlichen Unfallversicherungsträgers nicht formulieren. Dies bleibt den beteiligten medizinischen Fachgesellschaften überlassen.

Aus der Erfahrung der täglichen Arbeit in der berufsgenossenschaftlichen Verwaltung heraus scheint mir der Therapeut aber bezogen auf zu vermeidende und vermeidbare Spätfolgen in einem Spannungsfeld zu stehen: Eine unterlassene oder zu spät einsetzende Therapie von Schmerzen oder psychischen Folgen eines Unfalls stellt genauso einen Behandlungsfehler dar wie eine „Stigmatisierung" des Patienten durch Verunsicherung, überzogene Vorsicht und ein Übermaß an Therapie. Die letztere Verfahrensweise, manchmal auch in Begutachtungssituationen im sozialen Übereifer erlebt, setzt zusätz-

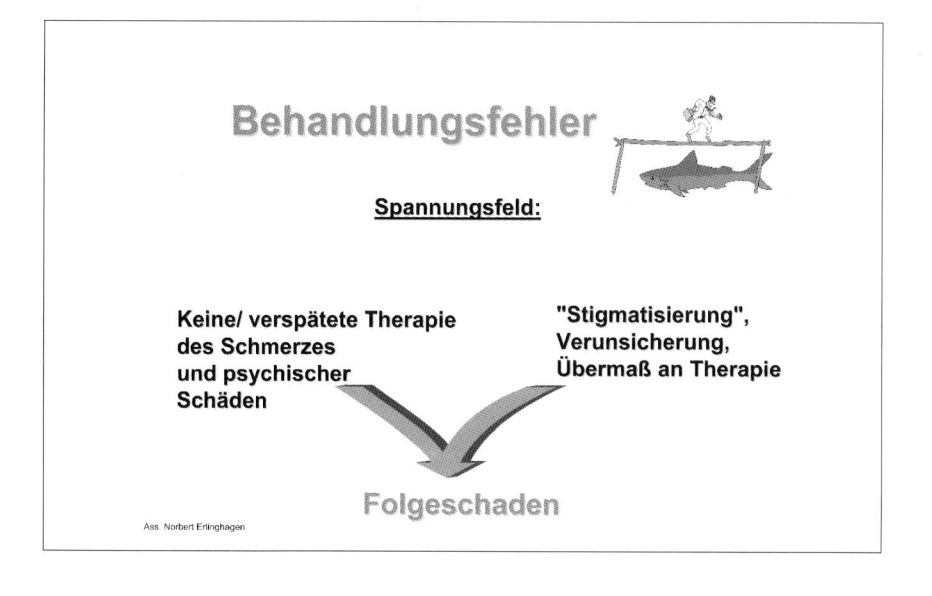

Behandlungsfehler

Spannungsfeld:

Keine/ verspätete Therapie des Schmerzes und psychischer Schäden

"Stigmatisierung", Verunsicherung, Übermaß an Therapie

Folgeschaden

Ass. Norbert Erlinghagen

lich zu dem eigentlichen Unfallereignis und den daraus herrührenden Beschwernissen einen psychischen Schaden, der die Selbstheilungskräfte des Patienten zu hemmen geeignet ist und welcher der Beginn einer langen „Gerichtskarriere" des Versicherten sein kann. Also kein Weg zwischen Skylla und Charybdis?

Ansätze und Thesen für einen Ausweg
- Das Bewußtsein für das Schmerzphänomen sollte bei allen am Verfahren Beteiligten geschärft werden, um Fehlentwicklungen im Heilungsverlauf frühzeitig begegnen zu können.
- Durch einen stetigen Erfahrungsaustausch zwischen den medizinischen Disziplinen sollte eine einseitige Sicht des Schmerzes vermieden werden.
- Patienten sollten partnerschaftlich in die Therapie einbezogen werden. In der Mehrzahl der Fälle schildert der Patient den Schmerz ohne „Einfärbung".
- Gemeinsames Handeln unter Einbeziehung der gesetzlichen Unfallversicherungsträger hilft Qualität zu sichern.
- In der Therapie sollte ein „goldener Mittelweg" gesucht und gefunden werden. Die Beachtung von Wirtschaftlichkeitsüberlegungen und Kosten/Nutzenanalysen kann die Stringenz der Zielverfolgung durchaus stärken.
- Erstes Ziel der ärztlichen Kunst ist es, die Befindlichkeit des Patienten, nicht dessen Konto zu unterstützen. Begutachtungen müssen sich daher eng an den Vorgaben des Rechtssystems orientieren, für das es erstellt wird. Korrekte Gutachten helfen berechtigte Ansprüche zu realisieren, jedoch unberechtigte Forderungen abzuwehren.
- Nobody is perfect – auch nicht der Autor dieses Beitrags!

Ausweg:

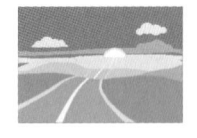

Bewußtsein für das Schmerzphänomen schärfen ✓

Erfahrungsaustausch zwischen medizinischen Disziplinen ✓

Patienten einbeziehen ✓

Gemeinsam handeln ✓

"goldenen Mittelweg" in der Therapie finden ✓

Befindlichkeit, nicht Konto des Patienten unterstützen ✓

Ass. Norbert Erlinghagen

Autorenverzeichnis

Breckner Johann, Dr. med., Facharzt für Chirurgie, LVA Rheinland-Pfalz, Eichendorffstr. 8, 67346 Speyer

Erlinghagen Norbert, Assessor, Geschäftsführer der BG Steinbruch, Postfach 150151, 53040 Bonn

Gottschalg Dieter, Dipl. Psych., Neurologische Klinik, Berufsgenossenschaftliches Unfallkrankenhaus Hamburg, Bergedorfer Str. 10, 21033 Hamburg

Hanisch Lothar, Dr. med., Neurologische Klinik, Berufsgenossenschaftliches Unfallkrankenhaus Hamburg, Bergedorfer Str. 10, 21033 Hamburg

Kügelgen Bernhard, Dr. med., Therapiezentrum Koblenz®, Emil-Schüller-Str. 23 – 29, 56068 Koblenz

Magerl Walter, Dr. rer. biol. hum., Institut für Physiologie und Pathophysiologie, Duesbergweg 6, 55099 Mainz

Mindach Matthias, Dr. med., Klinikum Frankfurt (Oder), Markendorf, Müllroser Chaussee 7, 15236 Frankfurt (Oder)

Naujokat Christian, Dr. med., Therapiezentrum Koblenz®, Emil-Schüller-Str. 23 – 29, 56068 Koblenz

Reck Rüdiger, Dr. med., Facharzt für Orthopädie, Neue Straße 26, 89073 Ulm

Sonntag Bernd, Dr. med., Psychosomatische Klinik der Universität zu Köln, Joseph-Stelzmann-Str. 9, 50924 Köln

Thomann Klaus-Dieter, Prof. Dr. med., Facharzt für Orthopädie, Medizinhistorisches Institut der Universität Mainz, Eschersheimer Landstr. 353, 60320 Frankfurt/Main

Stichwortregister

A-beta-Fasern ... 88
Abhängigkeit ... 125, 127
Abhängigkeitsrate ... 127, 128
– Ursache ... 128
Ablenkung ... 107
Abusus ... 125
Acetylsalicylsäure ... 33
Adaptation ... 52, 77
A-delta-Fasern ... 88
Aderlaß ... 22
Aether ... 31
affektive Beziehungsqualitäten ... 98
Aggravation ... 74, 87
Aktivitätsintoleranz ... 95
– akut ... 93
Akute Rückenschmerzen ... 93
Algesimetrie
– subjektive ... 63
– objektive ... 63
Algophobie ... 26
Alkoholische Neuropathie ... 88
Allodynie ... 57, 89, 115
Anaesthesia dolorosa ... 88
Analgesiesyndrom ... 44 f
Anamneseerhebung ... 110
Anästhesien, verschiedene Arten ... 35, 40
Anfall ... 22
Anforderungsprofil ... 82
Angemessenheit ... 108
Angst ... 70
Anhaltende somatoforme Schmerzstörung ... 30, 71, 98
Anhaltspunkte ... 74, 112
Anthropologie ... 15
Antidepressiva ... 99
Antiepileptika ... 90
Antikonvulsiva ... 90
Apparative Diagnostik ... 11, 14
Arbeitsplatzzufriedenheit ... 97, 109
Arbeitsunfallzug ... 138
Archaische Gesellschaft ... 21
Armenpflege ... 43
Arzt-Patienten-Interaktion ... 69
Aspirin ... 33
Assessmentinstrumente ... 84
Asymptomatische Pathologie ... 94
Äthernarkose ... 31
Ätiopathogenese ... 101
Aufklärung ... 24, 122
Aufklärungspflicht ... 121 f
Auslösesituation ... 71, 73
Aussaugen von Schmerz ... 22
Aussaugen ... 23
Autoritätsbeweis ... 130
Bandscheibenvorfall ... 83 f
Befindlichkeit ... 10
Befindlichkeitsstörungen ... 78
Behandlungsfehler ... 143
Belastbarkeit der Wirbelsäule ... 12
Belastendes Lebensereignis ... 72
Benzodiazepin ... 126
Berauschende Getränke ... 25
Berner Schmerzfragebogen ... 111
Berührtwerden ... 21

Beschwerdebild ... 87
Beschwerdeliste ... 111
Beschwerden ... 10
Betrug-Entlarvung ... 87
Bewältigungsfähigkeit ... 72
Beweislastumkehr ... 122
Bewusstsein ... 90
Biographie ... 74
Biographische Anamnese ... 71 f
Biopsychosoziales Schmerzmodell ... 107
Biosychosoziales Modell ... 95
Bonner Schmerzbeobachtungssystem (BSBS) ... 66
Böser Geist ... 22
Brenneisen ... 26
Bruchoperation ... 28
Carbamazepin ... 90
C-Fasern ... 88
Chirotherapie ... 38
Christentum ... 24
Chronifizierung ... 56, 60, 77
Chronischer Schmerz ... 93, 115
– Definition ... 93
Chronisches Schmerzsyndrom ... 17
Codein ... 126
Congenital insensitivity of pain ... 45
Coping-Strategien ... 110
Cranio-sacrale Techniken ... 38
Deafferenzierungsschmerz ... 88
Definition ... 107
Dekonditionierungszyklus ... 95
Depression ... 70
Diabetische Neuropathie ... 88
Diagnose ... 12 f
Diagnostischer Prozeß ... 12
Dihydromorphin ... 33
Dilaudid ... 33
Disabilities ... 77
Disability-Konzept ... 81
Doctor-Shopping ... 110
DSM-III ... 128
Duldung ... 42
Durchfrierungsmethode ... 40
Dystonie, vegetative ... 30
Einzel-Itemverfahren ... 64
Emotionales Gedächtnis ... 102
Emotionen ... 64
Empfindung vom Schmerz ... 51
Entspannungstechniken ... 100
Entstehungsmechanismen ... 90
Enttäuschung des Untersuchers ... 70
Epidurale Verwachsungen ... 98
Ereigniszählung ... 66
Erfahrungsberichte ... 125
Erstkörperschaden ... 137
Erwerbsfähigkeit ... 85
Erworbene Ängstlichkeit ... 102
Evidence Based Medicine ... 99
Exorzismus ... 21
Experimentelle Schmerzmessung ... 63
Explizite Gedächtnisprozesse ... 98
Extensionsbehandlung ... 38
Externale Schmerzreize ... 63
External-fatalistische Kontrollüberzeugung ... 110

External-personenbezogene Kontrollüberzeugung 110
Extremitätenanästhesie 40
Facetteninfiltration 99
Fachgebiet 134
Fahrtauglichkeit 129
Fear-Avoidance-Beliefs Questionnaire 111
Fear-Avoidance-Beliefs 95
Fibromyalgie 14, 117
Folgeschaden 137
Formel 1-Rennsport 12
Fortbildungsmöglichkeit 73
Freiburger Persönlichkeitsinventar 111
Fremdbeobachtung 66
Frühberentung 110
Frühe Schmerzerfahrung 109
Frühere Arbeitsunfälle 140
Functioning 79
Funktionsdiagnose 83
Funktionseinschränkung 70
Funktionsfähigkeit der Wirbelsäule 12
Funktionsfähigkeit 137
Gate control theory 19
GdB 74
Gedächtnisbildung 59
Gegenübertragung .... 70 f
Gerichtskarriere 144
Geschichte der Narkose 31
Gesellschaft, archaische 21
Gesetzliche Unfallversicherung 112
Gesundheitliche Integrität 79
Gesundheitsmotivation 104
Gesundheitsstörungen 78
Getränke, berauschende 25
Gewebsschädigung 87
Gewebsverletzung 52
Glaubhaftigkeit 74
Glaubwürdigkeit 74
Glutamat 56
Habituation 52
Handgriffe .... 37 f
Handicap-Konzept 81
Hauptfehlerquellen 74
Heiliger Sebastian 24
Heilpraktiker 13
Heilverfahrensentlassungsbericht 85
Hexenschuß 22
Hirnarchitektur 20
Hirnstammveränderungen 14
Hitzeschmerz 51
Hörminderung 14
HWS-Beschleunigungstrauma 101
Hyperalgesie 52
Hyperalgesie, sekundäre .... 57 ff
Hypochondrie 30
Hysterie 40
Iatrogene Chronifizierung 97
Iatrogene körperliche Schädigung 100
Iatrogene Opioidabhängigkeit 129
ICD 10 .... 16, 115
ICD-Klassifikation 69
ICIDH 16
ICIDH-2 79
Imaginative Strategien 100
Impairments 77
Implizite Gedächtnisprozesse 98
Individuelles Krankheitskonzept 109
Individuelles Leistungsvermögen 77

Infiltrationsanästhesie 35
Instabilität 14
Integrität, gesundheitliche 79
Interaktionsstil 69
Internale Kontrollüberzeugung 100, 110
International Association for the Study of Pain (IASP) 19
Inzidenz von Rückenschmerzen .... 94 f
Kahnbeinfraktur 13
Kälteanästhesie 35
Kampfhaltung 87
Kaudalanästhesie 35
Kausalgie 88
Kausalitätsfragen 142
Kausalzusammenhang 137
Kieler Schmerzinventar 111
Kindheitsbelastungsfaktoren 71
Kognitionen 64
Kokain 35
Kollaterale Sprossung 54
Kommunikationsverhalten 108
Komorbidität 116
Komplexes regionales Schmerzsyndrom 115
Konfliktbewältigungsstrategien 71
Kontextfaktoren 80
Konzentrationsminderung 14
Kopfstützgriff .... 37 f
Körperfunktionskonzept 80
Körperliche Leistungsfähigkeit 139
Körperliche Misshandlung 71
Körperschaden 87, 135
Körperstrukturkonzept 80
Krankengymnastik 13
Krankenversicherung 77
Krankheitseinbildung 30
Krankheitsfolgemodell 78
Kräuter 26
Kreuzschmerz 103
Kriegsfolge 40
Kriminalistik 83
Lachgas 30
Lähmungen, psychogene 39
Lebensbelastung 72
Lebensereignis, belastend 72
Lehrmeinung 121, 122
Leistungsfähigkeit 85
Leistungskonzept 80
Leistungsvermögen 77
Leitung von Schmerz 51
Ligamenta alaria 14
Lokalanästhesie 35
Lokalanästhetika 99
Lotse 143
Lumbalanästhesie 40
Lustersscheinung 15
Manualtherapie 38
Materieller Nutzen 43
MdE 74
MdE-Minderung der Erwerbsfähigkeit 136
Mechanische Schmerztherapie 26
Medizinische Einflüsse 109
Mehrdimensionale Schmerzempfindungsmessung ... 65
Mehrdimensionale Verfahren 64
Mentale Strategien 100
Messbarkeit 36
Messung von Schmerz 63
Methodenlehre 10
Minderwertige 30

Stichwortregister 149

Misshandlung, körperliche ... 71
Mittelmeersyndrome ... 108 f
Modekrankheiten ... 38
Mohnkapseln ... 33
Morpheus ... 33
Morphin ... 33
Multidimensionales Konzept der Chronizität ... 93
Multimodale Behandlungskonzepte ... 93
Nachvollziehbarkeit ... 85, 87
Narkose, Geschichte der ... 31
Narkotika-Abhängigkeit ... 124
Narzisstische Kränkungen ... 109
Naturwissenschaftliche Plausibilität ... 139
Nervenschüsse ... 39
Nervenschussschmerz ... 39 f
Neuralgie ... 36, 41
– postherpetische ... 58
Neurasthenie ... 30, 36
Neurogene Entzündung ... 52
Neuroleptika ... 90
Neurolyse ... 40
Neuronale Plastizität ... 102
Neuropathischer Schmerz ... 87 f, 90, 115
Neurose ... 30
Neurosenstruktur ... 103
Neutral-0-Methode ... 11
Nicht organisch begründeter Schmerz ... 36
NMDA-Rezeptor ... 55
Nomenklatur ... 17
Normale Lebensbelastung ... 72
Novocain ... 35
Nozizeption ... 51
Nozizeptiver Schmerz ... 87
Numerische Ratingskalen ... 64 f
objektive Algesimetrie ... 63
Objektivierung ... 63
Opioid-Abhängigkeit ... 121
Opioide ... 126
Opioid-Therapie ... 121
Osteopathie ... 38
Pantopon ... 33
Paradigmenwechsel ... 95
Partizipationskonzept ... 80
Partizipationsstörung ... 84
Phantomschmerz ... 28
Pharmakotherapie ... 90
Plausibilität ... 13, 74
Plexusanästhesie ... 35
Polymodalität ... 51
Polytoxikomane ... 124
Postherpetische Neuralgie ... 58, 88 f
Posttraumatische Belastungsstörung ... 99, 102
Posttraumatisches Stresssyndrom ... 102
Posttraumtische Belastungsreaktion ... 70
Primäre Hyperalgesie ... 52
Primärschaden ... 10, 14
Private Unfallversicherung ... 112
Procain ... 35
Prognostisch negatives Kriterium ... 104
Psychiatrische Klassifikation ... 128
Psychische Abhängigkeit ... 123, 125, 127
Psychische und soziale Dimensionen ... 93
Psychischer Befund ... 74
Psychogene Lähmungen ... 39
Psychogene Schmerzursache ... 129
Psychometrie ... 12
Psychometrische Testverständnis ... 64

Psychosoziale Belastungsfaktoren ... 99
Psychosoziale Stressoren ... 103
Psychotherapeut ... 17
Psychotischer Schmerz ... 117
PTSD ... 102
Qualität ... 9
Qualitätssicherung ... 9 f, 143
Radikuläre Symptomatik ... 93
Regionalanästhesie ... 35
Reha vor Rente ... 104
Rehabilitation ... 140, 141
Reliabilität ... 64, 100
Religiöse Sinngebung ... 23 f
Rentenbegehren ... 142
Rentenbegutachtung ... 112
Rentenversicherung ... 77
Repräsentationsareale ... 98
Rollenwechsel ... 17
Röntgen der Wirbelsäule ... 12
Rückenmarknahe Applikationen ... 99
Rückenschmerzen
– akut ... 93
– Inzidenz ... 94 f
Säkularisation 35
Säkularisierung ... 24
Salicylsäure ... 33
Schadensersatz ... 135
Schamane ... 21
Scherzempfindung ... 51
Schizophrenie ... 14
Schlafmohn ... 33
Schleudertrauma ... 116
– der HWS ... 12, 14
Schlüssigkeit ... 74
Schmerz
– materieller Nutzen ... 43
– Objektivierung ... 63
– Schutzfunktion ... 40
– Sinn ... 42
– Verachtung ... 41
Schmerzaussaugen ... 22
Schmerzausdrucksverhalten ... 67
Schmerzbeurteilung ... 69
Schmerzbewältigung ... 108
Schmerzbewältigungs-Probleme ... 74
Schmerzchronifizierung ... 56, 60
Schmerzempfindung
– biologische Voraussetzungen ... 21
– archaische Gesellschaften ... 21
Schmerzempfindungsmessung, mehrdimensionale ... 65
Schmerzempfindungsskala (SES) Geissner ... 65
Schmerzensgeld ... 135
Schmerzensmann ... 24
Schmerzensmutter ... 24
Schmerzgedächtnis ... 17, 60
Schmerzgenese ... 69
Schmerzgutachten ... 133
Schmerzheiliger ... 24
Schmerzkonferenz ... 129
Schmerzkontrolltraining ... 100
Schmerzleitung ... 51
Schmerzlosigkeit ... 44 f
Schmerzmessung ... 10, 63
Schmerzperioden ... 39
Schmerzsachverhalte ... 93
Schmerzschilderungen ... 72
Schmerzschwelle ... 51

Schmerzstillung	37
Schmerzstörung	79, 84
Schmerztagebücher	64, 66
Schmerztheorie	19
Schmerztherapeut	17
Schmerztherapie	39
– mechanische	26
Schmerzüberempfindlichkeit	87
Schmerzverachtung	41
Schmerzverarbeitung	63, 70
Schmerzverhalten	63
Schmerzwahrnehmung	70
Schmerzzeichnungen	72
Schonhaltung	139
Schublade Psyche	97
Schutzfunktion des Schmerzes	40
Schwerbehindertenrecht	112
Schwere der Arbeit	97
Screening-Verfahren	14
Sebastian, heiliger	24
Sehnenmesser	29
Sekundäre Hyperalgesie	57 ff
Sekundärer Krankheitsgewinn	43, 107
Selbstbeobachtung	66
Selbstbeschädigung	73
Selbstkontrollkompetenz	100
Sensibilisierung	52
SES Schmerzempfindungskala	65
SGB VII	140
Simulation	41, 74, 87
Sinn des Schmerzes	42
Sinnesorgane	19 f
Sinngebung, religiöse	23 f
Skopolamin	33
Somatisierungsstörung	30, 38, 70
Somatoforme Schmerzstörung	87, 99
Somatoforme Störung	69 ff, 73, 116
Sozialanamnese	103
Soziale Auswirkung einer Sucht	129
soziales Beziehungsgefüge	128
Sozialmedizinische Diagnose	84
Sozialmedizinische Stellungnahme	83
Sozialversicherung	43
Sport	15
Sprossung, kollaterale	54
Standardisierter Schmerzfragebogen	103
Stickoxydul	30
Stoffwechselkaskade	87
Streicheln	21
Strukturschaden	83
Stumme Nozizeptoren	89
subjektive Algesimetrie	63
Substantia gelatinosa	55
Sucht	123
Suchtgefahr	122
Suchtpotential	125, 126
Sühne	15
Syndrom der Schmerzunempfindlichkeit	45
Tenotome	29
Testpsychologie	111
Thalamusinfarkt	88
Thermische Hyperalgesie	52
Tinnitus	14
Toleranz	127
Toleranzabhängigkeitsentwicklung	124
Toleranzentwicklung	123
Torniquet	26, 35
Trepanation	22 f
Trigeminusneuralgie	90
Tübinger Bogen zur Erfassung von Schmerzverhalten (TBS)	66
Überempfindlichkeit	54
Umsteiger	124
Unabhängigkeit	9
Unfallanalyse	12
Unfallmechanismus	12
Unreife Konfliktbewältigungsstrategien	71
Unterdosierung	128
unterlassene Behandlung	122
Untersuchungsmethoden	16
– Ursache	128
Ursachenmix	140
Ursachenzusammenhang	138
Validität	64, 100
Vegetative Dystonie	30
Verbale Ratingskalen	64
Verdeutlichungstendenzen	74
Visuelle Analogskalen	64
Volksmund	22
Vollbeweis	10, 137
Vorschaden	14, 140
Wechselnde Kopfschmerzen	14
Weiterbildung	9
Willensschwäche	30
Wirbelsäule	12
– Röntgen	12
Wunsch nach Berentung	104
Zitterfälle	39
Zufriedenheit am Arbeitsplatz	97
Zukunft	43
Zweckgebundenheit	75

Maßstäbe in der medizinischen Begutachtung

Der medizinische Sachverständige (MedSach) ist das Spezialforum für Information und Dialog für die gesamte medizinische Gutachtertätigkeit. Es unterstützt den mit Gutachten befaßten Leser professionell und aktuell mit wichtigen Informationen aus der Gutachtenpraxis.

MedSach wendet sich an
- Ärztliche Gutachter
- Sozialanwälte, Richter der Sozialgerichtsbarkeit
- Verantwortliche der Leistungsträger

MedSach informiert über
- Grundsatzfragen, aktuelle Einzelprobleme, Kasuistiken
- das gutachterliche Umfeld
- relevante Rechtsprechung
- Gutachterliche Themen aus ärztlicher + juristischer Sicht
- Fortbildung, Kongresse
- Fachliteratur

MedSach garantiert Qualität durch
- Kompetente Schriftleitung
- Fachautoren mit Anbindung an wichtige Institutionen
- Peer-review-Verfahren

MedSach ist Mitveranstalter der jährlichen wissenschaftlichen Fortbildungstagung „Heidelberger Gespräch" für Ärzte und Juristen aus den Bereichen Sozialmedizin und Sozialrecht.

Der medizinische Sachverständige

ärztliche Sachverständigen-Zeitung · gegründet 1894 · Zeitschrift für die gesamte medizinische Gutachtertätigkeit

96. Jahrgang
Gentner Verlag Stuttgart

Direktbestellung auch über Fax-Service 0711/6367211

Gentner Verlag · Leserservice Medizin · Postfach 101742 · 70015 Stuttgart

Ich abonniere ___ Exemplar(e) **Der medizinische Sachverständige** zum günstigen Jahresbezugspreis von DM 229,80 (€ 117,49) zzgl. Versandkosten (für Studenten auf Nachweis DM 114,90 (€ 58,75) zzgl. Versandkosten). Senden Sie mir mein Exemplar 6x pro Jahr direkt per Post zu. Die Kündigung des unbefristeten Abonnements ist mit einer Frist von drei Monaten jeweils zum 31.12. möglich und schriftlich an den Verlag zu richten.

Name und Vorname

Straße oder Postfach

PLZ und Ort

Datum und 1. Unterschrift

Ich wähle folgende Zahlungsweise (bitte ankreuzen):
☐ gegen Jahresrechnung oder
☐ bequem und bargeldlos durch jährlichen Bankeinzug

Bankleitzahl   Konto

Geldinstitut und Ort

Vertrauensgarantie
Diese Bestellung kann innerhalb von 14 Tagen, ab Absendetag der Bestellung, schriftlich beim Verlag widerrufen werden.

Datum und 2. Unterschrift für Widerruf

MedSach Für Qualität in der medizinischen Begutachtung

Arbeitsmedizin im Wandel

ARBEITSMEDIZIN
SOZIALMEDIZIN ● UMWELTMEDIZIN
OCCUPATIONAL MEDICINE ● SOCIAL MEDICINE ● ENVIRONMENTAL MEDICINE

Arbeitsmedizin · Sozialmedizin Umweltmedizin (ASU) ist eine führende Fachzeitschrift für Wissenschaft und Praxis in der Arbeitsmedizin. Sie ist Organ bedeutender Fachgesellschaften.

ASU wendet sich an
- Arbeitsmediziner
- Betriebsärzte
- Umweltmediziner
- Arbeitswissenschaftler
- Soziologen, Psychologen
- Gutachter, Sozialgerichte
- Berufsgenossenschaften

ASU informiert detailliert über
- Gesundheitsvorsorge
- Arbeitsschutz
- Präventivmedizin
- Betriebsmedizin
- Klinische Umweltmedizin
- Rehabilitation
- Sozialmedizin
- Gutachterfragen
- Neue Produkte + Verfahren
- Fortbildung, Kongresse

ASU garantiert Qualität durch
- Kompetente Schriftleitung
- Wissenschaftlichen Beirat
- Spezialisierte Fachautoren
- Peer-review-Verfahren

ASU zeichnet sich durch eine hohe Reichweite und Leserblattbindung bei der Zielgruppe aus.

Direktbestellung auch über Fax-Service 0711/6367211

Gentner Verlag · Leserservice Medizin · Postfach 101742 · 70015 Stuttgart

Ich abonniere ___ Exemplar(e) **Arbeitsmedizin · Sozialmedizin · Umweltmedizin** zum günstigen Jahresbezugspreis von DM 269,40 (€ 137,74) zzgl. Versandkosten (für Studenten auf Nachweis DM 134,70 (€ 68,87) zzgl. Versandkosten). Senden Sie mir mein Exemplar 12x pro Jahr direkt per Post zu. Die Kündigung des unbefristeten Abonnements ist mit einer Frist von drei Monaten jeweils zum 31.12. möglich und schriftlich an den Verlag zu richten.

Name und Vorname

Straße oder Postfach

PLZ und Ort

Datum und 1. Unterschrift

Ich wähle folgende Zahlungsweise (bitte ankreuzen):
- ☐ gegen Jahresrechnung oder
- ☐ bequem und bargeldlos durch jährlichen Bankeinzug

Bankleitzahl   Konto

Geldinstitut und Ort

Vertrauensgarantie
Diese Bestellung kann innerhalb von 14 Tagen, ab Absendetag der Bestellung, schriftlich beim Verlag widerrufen werden.

Datum und 2. Unterschrift für Widerruf

ASU Für qualitative Orientierung in der Arbeitsmedizin